BEI GRIN MACHT SICH IHR WISSEN BEZAHLT

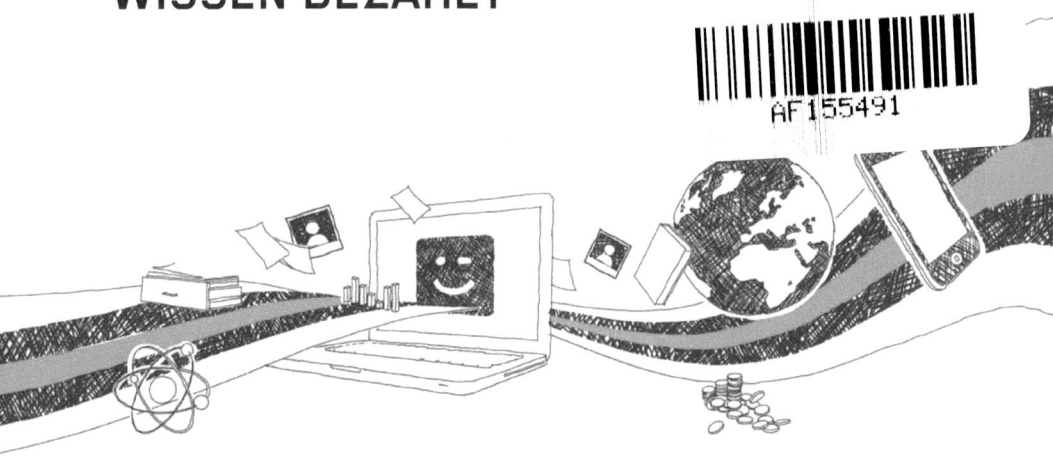

AF155491

- Wir veröffentlichen Ihre Hausarbeit, Bachelor- und Masterarbeit

- Ihr eigenes eBook und Buch - weltweit in allen wichtigen Shops

- Verdienen Sie an jedem Verkauf

Jetzt bei www.GRIN.com hochladen und kostenlos publizieren

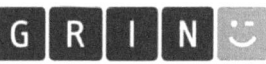

Bibliografische Information der Deutschen Nationalbibliothek:

Die Deutsche Bibliek verzeichnet diese Publikation in der Deutschen National-
bibliografie; detaillierte bibliografische Daten sind im Internet über http://dnb.d-
nb.de/ abrufbar.

Impressum:

Copyright © 2015 GRIN Verlag
Druck und Bindung: Books on Demand GmbH, Norderstedt Germany
ISBN: 9783668167421

Dieses Buch bei GRIN:

https://www.grin.com/document/317499

Katrin Schoefer

Tipps, Tricks und Rezepte zu Gesundheit und Ernährung

Ein Blog-Tagebuch

GRIN Verlag

GRIN - Your knowledge has value

Der GRIN Verlag publiziert seit 1998 wissenschaftliche Arbeiten von Studenten, Hochschullehrern und anderen Akademikern als eBook und gedrucktes Buch. Die Verlagswebsite www.grin.com ist die ideale Plattform zur Veröffentlichung von Hausarbeiten, Abschlussarbeiten, wissenschaftlichen Aufsätzen, Dissertationen und Fachbüchern.

Besuchen Sie uns im Internet:

http://www.grin.com/

http://www.facebook.com/grincom

http://www.twitter.com/grin_com

Mein Blog-Tagebuch

- Teil 1 –

31. Juli bis 31. Dezember 2015

Inhalt

1 Einleitung

Dieses Blog-Tagebuch ist aus dem Grund entstanden, weil mich viele Menschen angesprochen haben, ob es nicht möglich wäre, meine Blogbeiträge in einem Buch zu veröffentlichen.

Die Themen, die meinen Blog füllen, sind so vielfältig, dass die Zusammenfassung meiner Blogbeiträge für mich, nach vielen Hinweisen, Sinn macht.

Um eine Übersichtlichkeit zu gewährleisten, werde ich ungefähr zwei Mal im Jahr eine Fortsetzung schreiben.

2 Am 31. Juli 2015 - Beginn meiner Bloggerlaufbahn

Mein Name ist Katrin Schoefer, auf meiner Homepage erfahrt Ihr mehr über mich.
Hier möchte ich Euch über Themen, die die Gesundheit und Ernährung angehen, informieren. Dabei geht es in alle Richtungen, die Ihr Euch zu diesem Themenbereich vorstellen könnt.
Tipps, Tricks, Rezepte und viele weitere Hinweise werde ich Euch mitteilen.
Viel Spaß dabei!
Über Feedbacks würde ich mich riesig freuen und konstruktive Kritik wird immer wieder gerne genommen.

www.gesundheits-und-ernaehrungs-trainer.de

www.katrins-gesundheits-und-ernährungsblog.de

3 Antibiotika-Alternativen

Welche Auswirkungen Antibiotika hat, ist bestimmt jedem bekannt. Viel zu schnell und viel zu oft wird dieses Medikament verschrieben. Die Folgen sind eine zerstörte Darmflora und damit verbunden eine Schwächung des Immunsystems. Die Regeneration dauert seine Zeit. Oftmals wird Antibiotika auch bei viralen Infekten verschrieben.
Ob eine Grippe oder eine Entzündung im Körper einen bakteriellen oder einen viralen Ursprung hat, kann durch eine Blutuntersuchung bestimmt werden.
Doch welche Ärzte nehmen bei Unwohlsein Blut ab? Davon gibt es leider viel zu Wenige.
Ich habe das Glück, so eine Ärztin als Hausärztin zu haben.
Fragt doch einfach mal nach, wenn Euch Euer Hausarzt Antibiotika verschreiben möchte, ob Ihr nicht vorher Eure Blut untersuchen lasst, um festzustellen, ob eine Antibiotikagabe überhaupt notwendig ist.

Unsere Natur hat für uns gegen jedes Wehwehchen ein Kraut wachsen lassen, so heißt es....

3.1 Natürliches Antibiotika ist vorhanden in:

* Zwiebeln
* Koriander
* Kurkuma

Kurkuma in Verbindung mit Pfeffer, Chili und Knoblauch hat zudem eine starke antioxidative und entzündungshemmende Wirkung.
Dazu nehme ich Kurkumapulver der Firma Azafran (Link auf meiner Homepage), mahle Pfefferkörner zusammen mit Chili ganz fein und gebe diese Mischung zum Kurkuma, dann noch getrockneten, pulverisierten Knoblauch dazu (4 Eßl. Kurkuma und je 1 Eßl. von den anderen Gewürzen) und schon habt Ihr ein super gesundes Gewürz, welches Ihr überall, wo Ihr mögt zugeben könnt.
Es ist wichtig, dass Ihr Gewürze und Kräuter regelmäßig esst, damit die Inhaltsstoffe der Gewürze und Kräuter Ihre volle Wirkung entfalten können.

4 Salutogenese nach Aaron Antonovsky (1923-1994)

Auf das Thema Salutogenese bin ich bei meinen Internetrecherchen gestoßen.
Da ich gerne lese habe ich mir das Buch über das Konzept Salutogenese in der Übersetzung von Alexa Franke und Nicola Schulte bestellt.

Nach dem Lesen des Buches Aaron Antonovsky (1923-1994), Salutogenese, Deutsche Herausgabe von Alexa Franke und Nicola Schulte, war mir klar, dass für meine Gesundheitsberatungstätigkeit die Sichtweise der Salutogenese eine zentrale Rolle spielen wird. Mit diesem Thema fühle ich mich sehr verbunden. Es entspricht meinem Naturell und meinen Vorstellungen von einem gesunden Leben.

Durch Coping möchte ich meine Klienten beratend begleiten auf dem Weg zu ihrer eigenen Balance. Die Anforderungen und Herausforderungen meiner Klienten möchte ich mit ihnen zusammen herausarbeiten, wobei ich mit Absicht nicht schreibe, das ich in Zusammenarbeit mit den Klienten Probleme herausarbeiten möchte, da es in der Salutogenese keine Probleme gibt, sondern nur Herausforderungen und Anforderungen der Überwelt, Mitwelt, Eigenwelt und Umwelt.

Ich möchte dabei helfen, dass Menschen ihr Leben nachhaltig gesund gestalten können.

Entspannung, Ruhe, Aufmerksamkeit, Zeit, Raum, Umwelt und Sicherheit sind immer knapper werdende Ressourcen. Diese gilt es zu wahren und auszubauen.

Ruhe ist eine wichtige Voraussetzung für Entspannung. Entspannung bedeutet Loslassen oder Abschalten. Passivität und Ruhe sind grundsätzliche Voraussetzungen für die Entspannung.

Ganz im Gegensatz zu Spannung und Stress. Die Beachtung des richtigen Gleichgewichtes zwischen Entspannung und Spannung ist ein wichtiger Baustein zur Erhaltung der Gesundheit.

5 Shake oder Mousse?

Gestern war es sehr warm und ich bekam Appetit auf etwas Frisches. Ich schaute in meinen Tiefkühler, indem sich unter anderem 500 Gramm Himbeeren befanden. Einmal in meinem Vorratsraum umgeschaut und siehe da, dort stand auch Kokosmilch. 1 Liter Kokosmilch habe ich mit 500 Gramm tiefgefrorenen Himbeeren mit dem Zauberstab püriert.
Das Ergebnis war super lecker und sehr erfrischend. Von diesem Shake hatte ich dann noch die Hälfte über. Also ab damit in den Kühlschrank.
Eben fiel mir mein Shake von gestern wieder ein, der mir bei der Wärme heute sicherlich genauso gut schmecken wird wie gestern. Also ran an den Kühlschrank und was soll ich Euch sagen? Mein Shake hat sich über Nacht in eine Mousse verwandelt und schmeckte mir ebenso gut wie gestern.
Gestern habe ich diese Mischung getrunken und heute habe ich sie gelöffelt. Wenn Ihr mögt, könnte Ihr diese Mischung süßen mit Ahornsirup, Agavendicksaft, Honig oder Stevia. Ich bevorzuge die ungesüßte Variante, da die Kokosmilch an sich schon eine gewisse Süße mitbringt.
Lasst es Euch schmecken!

6 Achtsamkeit, bitte denke an Dich!

Erich Fromm schreibt in seinem Buch „Psychoanalyse und Zen-Buddhismus" bereits 1972, dass sich der Durchschnittsmensch in Wahrheit in einem Halbschlaf befindet, während er glaubt, wach zu sein. Das meiste von dem, was er für Wirklichkeit hält, ist eine Reihe von Fiktionen, die sein Geist konstruiert." Das bedeutet, dass sich der Mensch vollständig mit einem bestimmten Konzept von sich selbst oder der „Wirklichkeit" identifiziert. Dadurch entstehen Muster, wie wir uns, den anderen und die Welt wahrnehmen. (Keiner mag mich, ich bin ein Versager)
In der Achtsamkeitsübung geht es darum, bestehende Muster und Strukturen zu erkennen und sich daraus zu lösen. Indem wir die uns einengenden Identifikationen durchschauen und überschreiten (transzendieren), betreten wir einen erweiterten Bewusstseinsraum. Unsere menschliche Entwicklung ist nie zu Ende. Die Transformation geht weiter und weiter und weiter. Doch manchmal sind wir wie Kinder, die sich die Augen zuhalten, um für die Welt nicht mehr sichtbar zu sein.
Achtsamkeit ist ein Weg aus dieser Sackgasse. Achtsamkeit bedeutet eine beobachtende, aber nicht bewertende Haltung sich selbst gegenüber und dem, was um uns herum geschieht.

6.1 Was ist Achtsamkeit?

- eine das ganze Leben prägende und durchdringende Geisteshaltung
- ein offenes und umfassendes Gewahrsein
- Bewusstseinserweiterung
- wache Präsenz im Augenblick
- ein klares Verständnis hinsichtlich des eigenen Lebens
- eine offene, annehmende und nicht wertende Haltung gegenüber allem
- „gleichschwebende Aufmerksamkeit" (S. Freud)
- sich voll und ganz auf den momentanen Augenblick einlassen, ohne ihn zu verdrängen
- den eigenen Empfindungen nachspüren, ohne sie zu bewerten
- die eigenen Gedanken und Gefühle so hinzunehmen, wie sie sind
- sich versenken in das Hier und Jetzt wertneutral
- nicht an bestimmte Religionen oder Weltanschauungen gebunden
- bewusst sein dessen, was gerade geschieht
- das Erspüren von Bewusstseinsinhalten
- nicht vergangenheitsorientiert
- kein systematischer Abbau automatischer Reaktionen und Verhaltensweisen
- das Erkennen von zensierten Gefühlen und Gedanken
- Wer ich bin, was mich ausmacht und wo ich stehe mit all meinen Schwächen und Stärken
- ein Annehmen meines Selbst
- ein erweitertes Selbst und Welterfahrung
- das Aussteigen aus Gedankenketten und -gebilden

6.2 Durch Achtsamkeit werden verstärkt:

- Selbstachtung, Selbstakzeptanz und Selbstsicherheit
- eine größere Nähe zu sich selbst und zu anderen
- intensivere Wahrnehmung der eigenen Gefühlsund Gedankenwelt
- Selbstannahme
- Konzentration
- innere Zentrierung
- Wahrnehmungsmodus
- intensiveres Lebensgefühl und mehr Lebendigkeit
- Offenheit
- Aufgeschlossenheit
- Engagement
- innere Ruhe
- Stabilität

- Reduzierung von Krankheit
- Sinneswahrnehmungen
- das Verständnis für andere
- Verbesserung der Lebensqualität und Gesundheit
- gelassenere, positive Lebenseinstellung
- die Entwicklung neuer Perspektiven (über den Tellerrand schauen)
- innere Klarheit
- größere Transparenz
- Freundlichkeit und Akzeptanz sich selbst und anderen gegenüber
- Mitgefühl
- Entspannung
- Offenheit für das Neue
- Bewusstwerdung unterschiedlicher Perspektiven
- persönliche Authentizität

6.3 Durch Achtsamkeit werden vermindert:

- emotionale Labilität und Angsterleben
- Kopfschmerzen, Schlafstörungen, Unruhezustände
- Ignoranz und Verdrängung
- Das Wunschbild von mir und den damit einhergehenden Konfliktspannungen
- Selbstunsicherheiten
- Kontraproduktive Entwicklungen
- Depressive Zustände, Verstrickungen in die eigene Gedankenwelt
- Abhängigkeitshaltungen
- Psychotische Erkrankungen
- Emotionale Gehemmtheit und emotionale Labilität
- Erregbarkeit und Feindseligkeit
- Handlungsdruck
- Gewohnheitsmäßige Verhaltensweisen
- Innerer und äußerer Stress
- Aufmerksamkeitspannen
- Automatisches und unreflektiertes Reagieren auf die Umwelt
- Vergeudung innerer Energien
- Emotionale Muster
- Belastungen des Alltags
- Stress
- Burn-out

7 Hilfen zur Meditation

- Lass alles Wollen und Nichtwollen
- Genüge dir selbst, denn du hast alles, was du brauchst
- Akzeptiere deine Schwächen, denn sie sind das Salz in der Suppe
- Sei wie ein Spiegel, der die Welt innen und außen einfach nur widerspiegelt, ohne etwas fest zuhalten, abzuweisen oder zu beurteilen
- Schließe dich nicht in dir selbst ein
- Halte innen und außen nicht für zwei
- Wehre dich nicht gegen Gedanken oder Gefühle, denn sie tragen dich weiter
- Vertraue darauf, dass du da, wo dich das Leben hingestellt hat, richtig bist
- Lass die Vergangenheit ruhen, sie ist vorbei
- Lausche in die Welt hinein, ohne das auf dich zu beziehen
- Versuche nicht, einen Sinn hinter allem zu ergründen

- Lass dich geschehen, wie ein Ball in die reißende Strömung geworfen
- Stecke die Wirklichkeit nicht in Schubladen, denn sie ist offen und weit
- Lass alle Konzepte und Meinungen über Zen und Meditation fahren
- Betrachte das Leben als ein Spiel, in dem es keinen Verlierer gibt
- Lass die Wirklichkeit, die durch dich hindurch wirkt, wirken und gib dich diesem Wirken hin
- Halte dich nicht an Gott, an Buddha oder an dir fest
- Sei beruhigt, dass alles, was geschieht, zu deinem Besten ist, auch wenn es manchmal nicht so aussieht
- Höre auf, dich anzustrengen und dein Bewusstsein auf etwas auszurichten
- Sei entspannt oder verkrampft, alles ist gut
- Erkenne was ist, aber mach keine Geschichten daraus
- Lass alles, was du gelernt hast, fahren und schau immer wieder neu hin
- Akzeptiere, dass alles dein Lehrer ist, der Arbeitskollege, der böse Nachbar oder die Natur
- Bedenke: Du darfst so sein wie du bist
- Kommt jemand nicht mit dir klar, ist das nicht dein Problem
- Sei wie fließendes Wasser, das nicht fragt, wohin die Reise geht
- Versuche nicht, jemand anderer zu sein. Du würdest dich zur Kopie machen
- Lass alle Traditionen hinter dir und pass dich den Gegebenheiten an
- Entscheide, wenn es zu entscheiden gilt, ansonsten gerät die Sache in Verwirrung
- Wisse: Auch dein Verstand ist ein wichtiges Werkzeug, aber verwende ihn nur, wenn du ihn wirklich brauchst
- Gewohnheit ist der schlimmste Feind, er lässt dich das Beste nicht mehr erkennen
- Lass alle weisen Sprüche und mache sie nicht zu deinen
- Genieße dein Lebendig sein, es gibt nicht nur das Denken
- Entspanne dich auch in der Arbeit
- Schreibe auf, was demnächst zu tun ist, so hältst du deinen Kopf frei für das, was ist
- Identifiziere dich nicht mit deinen Gedanken oder Gefühlen. Du erkennst sie, aber du bist das nicht
- Bedenke: Alles, was du erkennst und wieder loslässt, wird zur Perle auf deinem Weg
- Vergangenheit und Zukunft liegen in diesem Augenblick
- Meditation ist wie Schmecken, Verdauen und Ausscheiden
- Wisse: Das Leben ist keine Theorie
- Mach dich nicht zum Deppen, es dient der Welt nicht
- Lass dein Bewusstsein sich seiner selbst bewusst werden
- Lass deine Energie fließen, wohin sie will und leite sie nicht
- Ansonsten sind wir wie Kinder, die Staudämme bauen
- Stehendes Wasser riecht nach einiger Zeit faulig und du wirst stinkig
- Freiheit hängt nicht vom Außen ab
- Bewege deinen Hintern, wenn es wichtig ist, aber lass auch die Ruhe zu
- Manchmal wäre es gut, das Leben vom Sterbebett aus zu betrachten
- So kannst du herausfinden, was wirklich für dich wichtig ist
- Gott, Schöpfer, Seele, Buddha, Wirklichkeit, Energie sind nur andere Worte für dich
- Du hast keinen Hintergrund, worüber regst du dich also auf?
- Tu, was zu tun ist, aber verlange nicht zu viel von dir
- Wachstum braucht seine Zeit
- Lass alle Bilder und Vorstellungen fahren, die du dir von dir selbst gemacht hast
- Sie hindern dich nur, weil sie nicht der Wirklichkeit entsprechen
- Auch Wut und Aggression sind Ausdruck der Wirklichkeit, die du suchst
- Wo nichts mehr gesucht wird, wird nur noch gefunden
- Verändere, was du verändern kannst und akzeptiere, was nicht zu ändern ist
- Liebe und Angenommen sein findest du nicht im Außen, nur in dir
- Alles, was du gelernt hast, hast du übernommen und ist nicht dein Eigenes

- Höre auf, dich in Gewänder zu kleiden, die dich zu etwas Besonderem machen

Gesund durch Meditation: Die neue Sicht auf Gesundheit und Krankheit
Kabat-Zinn, Jon

Gesund durch Meditation: Die Übung der Achtsamkeit
Kabat-Zinn, Jon

8 Kokosfett - Eines der natürlichsten Öle

Galt lange Zeit wegen seines hohen Anteils an gesättigten Fettsäuren als ungesund. Heute weiß man jedoch: Es ist leicht verdaulich und gut bekömmlich. Außerdem hat es mit 185-205 Grad Celsius einen hohen Rauchpunkt. Beim scharfen Anbraten ist somit also das Risiko gering, dass sich schädliche Zerfallsprodukte bilden. Außerdem spritzt es auch bei hohen Temperaturen nicht. Kokosfett ist daher ideal für das Braten mit hohen Temperaturen, z.B. bei der Wok-Küche. Und für das Schmelzen von Schokolade ist es gut geeignet. Denn es verleiht Schokolade einen besonderen Glanz.

Kokosöl ist eines der natürlichsten Öle, die uns Menschen zur Verfügung stehen. So besteht die reife Kokosnuss zu etwa 35 Prozent aus Kokosöl und kann – einmal geöffnet – sehr leicht in größeren Mengen gegessen werden.

Stellen Dir im Vergleich dazu einmal den Rapssamen vor. Er ist winzig und steinhart. Es ist kaum möglich, diesen zu essen. Rapsöl gehört daher nicht zu den natürlichen Ölen, denn ohne Monokultur und maschinelle Verarbeitung gäbe es das Rapsöl gar nicht. Auch Distel Öl oder Sojaöl sind nicht gerade Öle, die wir seit Urzeiten kennen.

Kokosnüsse jedoch stellen für die Völker der Südsee ein Grundnahrungsmittel dar – ein Grundnahrungsmittel, mit dem sie über Jahrtausende hinweg leistungsfähig und gesund blieben, ohne sich je über Diabetes, Cholesterinwerte, Herzinfarkte oder Schlaganfälle Gedanken machen zu müssen.

Kokosöl besteht zu einem sehr hohen Teil – nämlich aus über 90 Prozent – aus gesättigten Fettsäuren. Und gesättigte Fettsäuren, das hat man uns lange genug gelehrt, sind nun einmal schlecht, führen zu erhöhten Cholesterinwerten und über kurz oder lang zu Herzinfarkt und Schlaganfall.

Wie also können die Kokos essenden Naturvölker trotz hohen Kokosöl-Konsums gesund bleiben? Ganz einfach: Kokosöl IST gesund! Schon allein die oben genannte Tatsache, dass uns das Kokosöl in Form der Kokosnuss quasi in den Mund wächst, uns also von der Natur derart leicht erreichbar präsentiert wird, ist ein Zeichen dafür, dass das Kokosöl ein äußerst hochwertiges und natürliches Lebensmittel ist.

Kokosöl ist nicht nur gesund, es macht auch noch gesund und passt demnach hervorragend in eine Ernährung, in der Lebensmittel auch Heilmittel sein dürfen.

8.1   Das Kokosöl besteht u. a. aus:

- Laurinsäure: 44 – 52 %
- Caprinsäure: 6 – 10 %
- Caprylsäure: 5 – 9 %
- Myristinsäure: 13 – 19 %
- Palmlnsäure: 8 – 11 %
- Stearinsäure: 1 – 3 %
- Ölsäure (einfach ungesättigte FS):   5 – 8 %
- Linolsäure (mehrfach ungesättigte FS): 0 – 1 %

Zu den im Kokosöl enthaltenen mittelkettigen Fettsäuren gehören die ersten drei der obigen Liste, wobei Laurinsäure zu den bekanntesten und bestuntersuchten gehört. Kokosöl besteht also – als einziges natürliches Öl weit und breit – zu weit über 50 Prozent aus mittelkettigen Fettsäuren.

8.2 Kokosöl ist reich an mittelkettigen Fettsäuren

Mittelkettige Fettsäuren sind gesättigte Fettsäuren mit einer bestimmten Kettenlänge. Während beispielsweise eine langkettigte Fettsäure wie die Stearinsäure aus einer Kette mit 18 C-Atomen besteht (C steht für Kohlenstoff), ist die Caprylsäure aus nur 8 C-Atomen aufgebaut, die Caprinsäure aus 10 und die Laurinsäure aus 12 C-Atomen.
Mittelkettige Fettsäuren bestehen also aus Ketten mit 8 bis 12 C-Atomen und langkettige Fettsäuren aus Ketten mit 14 bis 24 C-Atomen.

Die mittelkettigen Fettsäuren sind es dann auch, die dem Kokosöl einen Grossteil seiner besonderen Eigenschaften verleihen.
Kokosöl – Leicht verdaulich und weniger Kalorien

Mittelkettige Fettsäuren sind zunächst einmal sehr leicht verdaulich. Ohne die Mitarbeit der Gallensäuren können sie verdaut werden. Sie sind wasserlöslich und gelangen daher ohne Umschweife über die Blutbahn in die Leber.

Dort nun – und das ist gleich der nächste Vorteil – werden sie vom Körper sehr gerne zur Energiegewinnung genutzt und weniger gern in die Fettdepots eingelagert.
Zusätzlich liefern mittelkettige Fettsäuren eine Kalorie weniger pro Gramm als andere Fettsäuren.

Diese beiden Eigenschaften der Kokosöl-Fettsäuren führen dazu, dass Kokosöl den Ruf hat, weniger zur Gewichtszunahme beizutragen als andere Fette, ja, im Gegenteil sogar beim Abnehmen zu helfen.

Eine weitere ganz besondere und einzigartige Wirkung des Kokosöls ist jene gegen Viren, Bakterien und Pilze. Kokosöl wirkt gegen Viren, Bakterien und Pilze
Die mittelkettigen Fettsäuren des Kokosöls wirken antimikrobiell, antiviral und antimykotisch – und zwar sowohl bei innerlicher wie auch bei äußerlicher Anwendung.
Kokosöl ist daher auch das Hautöl der Wahl bei Pilzerkrankungen. Genauso kann das Kokosöl bei Scheidenpilz oder bakteriellen Erkrankungen der Scheidenschleimhaut zur Intimpflege oder als Gleitgel verwendet werden und hilft somit an Ort und Stelle bei der Bekämpfung der unangenehm juckenden Mikroben und Pilze mit.

8.3 Wie jedoch wirkt das Kokosöl gegen Bakterien & Co?

Kokosöl: Laurinsäure gegen Herpes und andere Viren
Die mittelkettige Laurinsäure macht allein etwa 50 Prozent der im Kokosöl vorkommenden Fettsäuren aus. Im menschlichen oder tierischen Körper wandelt sich die Laurinsäure zunächst in Monolaurin um.

Zwar gibt es auch Untersuchungen, denen zufolge die freie Laurinsäure ebenfalls antimikrobielle Fähigkeiten aufweist. Doch ist es hauptsächlich das Monolaurin – ein sog. Monoglycerid – das letztendlich gegen Viren und Bakterien wirkt.

Monolaurin wehrt speziell gegen Viren (z. B. HI-, Herpes-, Cytomegalo- und Grippeviren) im menschlichen und tierischen Organismus ab. Diese Viren sind von einer Lipidhülle umgeben.

Monolaurin ist für Viren nun deshalb so gefährlich, weil es eben diese Hülle auflösen kann, was zur Inaktivierung des Virus führt.

Etwa sechs bis zehn Prozent der Fettsäuren im Kokosöl bestehen aus der Caprinsäure - ebenfalls eine mittelkettige Fettsäure mit einer ähnlich gesundheitsfördernden Wirkung wie die Laurinsäure.
Kokosöl: Caprinsäure gegen Chlamydien & Co.

Auch die Caprinsäure wirkt besonders dann, wenn sie im menschlichen oder tierischen Organismus in ihr Monoglycerid, das Monocaprin umgewandelt wird. Monocaprin wird momentan sowohl auf seine antivirale Wirksamkeit gegen Herpes-simplex-Viren als auch auf seine antibakterielle Wirksamkeit gegen Chlamydien und anderen sexuell übertragbaren Bakterien getestet.

Insgesamt gilt, dass Laurinsäure bzw. Monolaurin eine höhere Antivirenaktivität aufweist als die übrigen mittelkettigen Fettsäuren bzw. deren Monoglyceride.

9 Häufige Wechselwirkungen zwischen Medikamenten und Lebensmitteln bzw. Genussmitteln

Meist jedoch ist die Wechselwirkung nicht allzu dramatisch, wenn man z.B. nur gelegentlich ein Kopfschmerzmittel schluckt.
Als gefährdet gelten Patienten und chronisch Kranke, die bis zu zehn verschiedene Medikamente täglich verabreicht bekommen. Damit steigt das Risikopotenzial immens an, berichtet das unabhängige britische Committee on Toxicity.
Manchmal wirkt ein Medikament einfach nicht mehr so gut, wenn es zusammen mit bestimmten Nahrungsmitteln in den Körper gelangt. Gelegentlich blockieren Arzneien im Darm die Aufnahme von wichtigen Substanzen, wie beispielsweise Calcium, Fluor oder Jod. In seltenen Fällen drohen durch die Wechselwirkungen zwischen Medikamenten und Nahrungs- und Lebensmitteln sogar Schlafstörungen und Herzrasen.
Hier sind die häufigsten Wirkungen der gebräuchlichsten Medikamente aufgeführt:

9.1   Schmerzmittel (z. B. Paracetamol) und ballaststoffreiche Nahrungsmittel:

Die Aufnahme von Schmerzmitteln im Dünndarm wird durch Ballaststoffe verzögert und die Wirkung des Medikaments damit abgeschwächt.

9.2   Antibiotika und Milchprodukte:

Milch, Quark, Jogurt und Käse und Antibiotika passen nicht zusammen. Dieser wirksame Bakterien-Töter funktioniert nur, wenn auch jede einzelne Tablette regelmäßig und bis zum Ende der Packung eingenommen wird.Bei der Einnahme von Antibiotika ist auf folgende Wechselwirkungen zu achten: Bitte vermeide, gleichzeitig Milch oder Kaffee mit Sahne zu trinken, da das in den Milchprodukten enthaltene Kalzium, die Wirkstoffaufnahme des Antibiotikums vom Körper behindert.
Die wichtige Medikamentengruppe der tetrazyklischen Antibiotika wie Doxycyclin können mit dem Kalzium aus Milchprodukten Verbindungen eingehen, die der Körper nicht mehr aufschließen kann. Damit wird die Wirkung des Medikaments sozusagen ausgebremst. Kalziumhaltige Lebensmittel wie Milch und Joghurt & Co. sollten daher frühestens zwei Stunden nach der Einnahme dieser Antibiotika verzehrt werden.

9.3 Antibiotika und Koffein:

Häufig werden bei Blasen- oder Niereninfektionen Antibiotika verschrieben, die Gryasehemmer enthalten. Mit Koffein, wie es in Kaffee, Cola oder Tee enthalten ist, kann es zu Erregungszuständen, Herzrasen und Schlafstörungen kommen, denn das Medikament hemmt den Abbau des Koffeins. Deshalb während der Einnahme lieber komplett auf Koffein verzichten.

9.4 Eisentabletten und Koffein:

Medikamente gegen Blutarmut sind nutzlos, wenn sie zusammen mit Kaffee oder Tee geschluckt werden. Die Gerbsäure der Getränke bindet die Eisenionen im Magen an sich. So wird das Eisen ausgeschieden, statt über die Darmwand im Blutkreislauf zu landen. Schwangere z.B., die ihr Eisenpräparat zum Frühstück zu sich nehmen, sollten mindestens zwei Stunden vor und nach der Einnahme der Tabletten keinen Tee oder Kaffee trinken.

9.5 Antihistaminika, Bluthochdruckmittel:

Ganz verzichten sollte man bei der Einnahme von Medikamenten auf Grapefruitsaft, auch wenn einige der Symptome eher selten sind. Die in ihm enthaltenen Flavonoide, das sind die in den Pflanzen enthaltenen Farbstoffe, verstärken die Wirkung zahlreicher Medikamente um rund 30 Prozent und können z.B. Bluthochdruck auslösen. Dies gilt auch für Bitterorangen, die in manchen Orangenkonfitüren und -marmeladen enthalten sind. Vorsicht ist besonders bei Herztabletten mit dem Wirkstoff Nifedipin geboten. Zusammen mit Pampelmuse drohen Blutdruckabfall, Herzrasen und Kopfschmerz. In Kombination mit Schmerzmitteln kann das Herz aus dem Takt geraten: Herzrhythmusstörungen sind die Folge. Zusammen mit Schlafmitteln kann es zu vollrauschartigen Symptomen kommen. Einige Antihistaminika führen in Kombination mit Grapefruit im schlimmsten Fall ebenfalls zu Herz-Rhythmus-Störungen.

9.6 Lakritze und Diuretika:

Diuretika sind Mittel, die den Körper entwässern. Dabei schwemmen sie gleichzeitig Vitamine und Mineralstoffe aus. Nehmen Lakritz Liebhaber entwässernde Arzneien über einen längeren Zeitraum, kommt es zu einem verstärkten Kaliumverlust. Die Symptome: Muskelschwäche, Schläfrigkeit, schwächere Reflexe und ein erhöhter Blutdruck.
Spargel und Abführmittel haben eine starke entwässernde Auswirkung.

9.7 Asthmamittel mit Theophyllin und schwarzer Pfeffer:

Der Pharmahersteller Madaus warnt: Wer gerne mit schwarzem Pfeffer scharf würzt, sollte besonders vorsichtig sein, denn das darin enthaltene Piperin hemmt den Abbau von Theophyllin, das hauptsächlich bei schwerem Asthma bronchiale verordnet wird. Eine Studie fand nämlich heraus, dass Piperin den Theophyllinspiegel erhöhen kann. Diese Patienten sollten ebenfalls auf tanninhaltige Lebensmittel oder Arzneimittel verzichten. Tannin haltig sind z.B. Schwarztee, Grüntee, Walnuss, Himbeere, Eiche und Hamamelis.

9.8 Antidepressiva und Wein bzw. Käse:

Antidepressiva enthalten häufig sogenannte MAO-Hemmer. Diese hemmen das Enzym Monoaminoxidase (MAO), das bestimmte Botenstoffe abbaut. MAO-Hemmer erhöhen auf diese Weise vereinfacht gesagt die Konzentration verschiedener Botenstoffe im Gehirn: So sorgen sie dafür, dass mehr der glücklich machenden Botenstoffe Serotonin, Noradrenalin und Dopamin im Gehirn zur Verfügung stehen. Die Stimmungsaufheller geraten in Konflikt mit protein- und tyraminhaltigen Lebensmitteln, die längere Zeit lagern. Dazu gehören auch Sauerkraut, Käse, weiße Bohnen sowie Salzheringe. Das Eiweißprodukt Tyramin kann im Körper während der Einnahme nicht abgebaut werden, da das für diesen Prozess unentbehrliche Enzym nicht wirkt. Werden nun Käse und Wein – besonders Chianti - zusammen mit MAO-Hemmern eingenommen, kann dies lebensgefährliche Bluthochdruckkrisen und Hirnblutungen auslösen. Als möglicherweise gefährlich gelten auch Bananen und Ananas, Muskatnuss, Feigen, Rosinen, Joghurt, Soja-Soße und Sauerkraut.

Blutverdünnende Medikamente (z. B. Marcumar) und Vitamin-K-haltige Lebensmittel:
Vitamin-K-haltiges Gemüse wie Brokkoli, Kopfsalat, Spinat und Bohnen kann die Wirkung von blutverdünnenden Mitteln vermindern. Gleiches gilt für Vitamin K in Nahrungsergänzungsmitteln.
Die Folge: Es können sich gefährliche Blutpfropfen bilden, und dies kann zu Thrombose (Verstopfung
von Blutgefäßen durch Blutgerinnsel) oder Schlaganfall führen.

9.9 Ingwer, so gesund und so lecker

In meinem Garten habe ich zur Pflanzzeit im Frühjahr, Ingwer angepflanzt. Es ist sehr schön, zu sehen
wie sich diese Pflanze entfaltet. Ihre schlanken hellgrünen Blätter sprießen und gedeihen. Ich freue
mich schon auf den Herbst, denn dann ist die Zeit der Ernte gekommen. Dass die Ingwerwurzel reif zur
Ernst ist, erkennst Du an den gelb verfärbten Pflanzenblättern. Dann werde ich die Ingwerwurzel aus
der Erde ziehen. Anschließend kann ich die Ingwerwurzel gleich frisch verarbeiten oder trocknen.
Als Vorbereitung für das nächste Frühjahr, schneide ich das Endstück der Wurzel ab, trockne das Endstück und gieße es über Winter nicht. Bei ca. 10 Grad in einem dunklen Raum überwintert dann die
getrocknete Wurzel, bevor sie dann im Frühjahr wieder in die Erde gesetzt wird.

Bei mir in der Küche steht zu Dekozwecken eine Ingwerwurzel, die munter vor sich hin, ihre schlanken
grünen Blätter austreibt. Jedes Mal wenn ich sie anschaue, freue ich mich über diese schöne Pflanze,
die so wenig Pflege braucht und doch so viel Freude schenkt.

Es wurden über 160 Inhaltsstoffe im Ingwer nachgewiesen. Der frische Ingwer besteht aus ca. 80%
Wasser.
Wirkstoffe, wie beispielsweise Vitamin C, Eisen, Kalzium, Kalium, Natrium Phosphor oder auch Kalzium
sind in der Ingwerwurzel enthalten.

9.10 Ingwer gegen Arthrose:

viele Doppelblindstudien konnten zeigen, dass Ingwer Arthrosesymptome teils drastisch reduziert. Arthrose ist begleitet von Knorpelabbau. Dieser Knorpelabbau wird durch Entzündungsprozesse in den Ge-
lenken beschleunigt. Das führt zu Schmerzen, Schwellungen und Unbeweglichkeit der betroffenen Gelenke. Ingwer kann helfen, die Entzündungsprozesse ebenso wie die Schmerzen imhttp://katrins-ge-
sundheits-und-ernährungsblog.de/wp-admin/post-new.php Gelenk zu lindern. Weiterhin wird der Knor-
palabbauer TNF-α von Ingwer unterdrückt.

9.11 Ingwer stärkt das Immunsystem:

unser Immunsystem profitiert ebenfalls von Ingwer. Glutathion, das wichtigste wasserlösliche Antioxi-
dans in unserem Körper, stimuliert das Immunsystem. Das tut es indem es die Funktionen der weißen
Blutkörperchen anregt. Eine regelmäßige Einnahme von Ingwer wirkt einer krankheitsbedingten Abnahme von Glutathion entgegen. So unterstützt Ingwer unser Immunsystem bei der Krankheitsabwehr.

9.12 Ingwer tötet Krebszellen:

Ingwer wirkt auf verschiedenste Weisen gegen Krebs. Der Nekrose Faktor NF-κB wird reduziert und
Krebszellen werden zum Absterben gebracht. Egal ob bei Lungenkrebs, Krebs in den Eierstöcken oder
Brustkrebs, Ingwer kann helfen. Allerdings sollten Chemotherapeutika nicht mit Ingwer zusammen ver-
wendet werden, da Ingwer deren Wirksamkeit herabsetzt. Ingwer ist also vor allem vorbeugend gegen
Krebs einzusetzen, damit er sich gar nicht erst entwickelt.

9.13 Ingwer gegen Alzheimer:

Aufgrund seiner positiven Eigenschaft β-Amyloid, eine Proteinablagerungen im Gehirn, zu unterdrücken, sollte Ingwer zudem immer in ein therapeutisches Gesamtkonzept gegen Alzheimer integriert werden.

9.14 Ingwer und die Abnahme von Fett am Körper:

Viele Menschen möchten an Fett abnehmen, verlieren jedoch nur reichlich Wasser. Die Pfunde purzeln zwar, werden jedoch schnell wieder zugenommen. Ingwer fördert die Produktion der Gallenflüssigkeit, wodurch die Fettverbrennung angeregt wird. Gleichzeitig sorgt die wärmende Wirkung vom Ingwer für den Abbau überschüssiger Fettzellen. Die Zellaktivitäten werden im Körper beschleunigt, das Sättigungsgefühl gesteigert und der Gesamtkalorienverbrauch reduziert.

9.15 Ingwer und das Hemmen von Entzündungen:

Entzündungen verursachen Schmerzen und spielen bei vielen chronischen Erkrankungen eine wesentliche Rolle. Die Gingerole im Ingwer haben eine starke entzündungshemmende Wirkung. Sie sind in der Lage die Schmerzen und Schwellungen entzündeter Gelenke und einer rheumatoiden Arthritis zu verringern sowie Muskelschmerzen zu 100% zu beseitigen. Sie beugen die Entstehung von Krebs vor und verhindern Prostataerkrankungen. Ingwer besitzt die Fähigkeit die proinflammatorischen Zytokine zu hemmen, und dadurch neurogenerative Krankheiten zu verhindern. Studien zeigen, dass Ingwer genauso wirkungsvoll wie das Schmerzmittel Ibuprofen, Regelschmerzen lindert.

9.16 Ingwer und die Blutdruckregulation:

Ingwer hat eine blutverdünnende Wirkung und besitzt entzündungshemmende Eigenschaften, die helfen, den Blutdruck zu senken. Studien haben gezeigt, dass Ingwer sogar wirkungsvoller als das blutdrucksenkende Medikament Prazosin Hydrochlorid wirkt. Ingwer senkt den mittleren arteriellen Blutdruck um 3.92%, wogegen das Prazosin Hydrochlorid nur eine Wirkung von 3,54% besitzt. Der würzige Geschmack vom Ingwer hilft außerdem, das Salz in der Ernährung zu minimieren. Ingwer würzt die Speisen köstlich, sodass die Verwendung vom Salz deutlich gesenkt und ein gesunder Blutdruck entstehen kann. Salz ist ein wesentliches Kriterium für die Entstehung vom Bluthochdruck.

9.17 Ingwer für den Magen:

Magenschmerzen können aufgrund vieler Ursachen entstehen. Ingwer unterstützt die Magen- und Darmfunktion auf eine vielseitige Weise. Ingwer stimuliert ohne negative Auswirkungen die Entleerung des Mageninhaltes, wirkt krampflösend und ähnlich wie die Medikamente Aspirin und Ibuprofen gegen Schmerzen. Durch den regelmäßigen Verzehr von Ingwer wird die Magenschleimhaut geschützt, Sodbrennen beseitigt und die Nahrungsaufnahme und dessen Verarbeitung verbessert. Ingwer hemmt zusätzlich das Bakterium H. pylori und verhindert somit die Entstehung von Magengeschwüren und Schäden an der Magenschleimhaut.

9.18 Ingwer kann als Tee zubereitet werden:

Ingwer mit Schale klein schneiden und mit kochendem Wasser übergießen und 10 Min. ziehen lassen. Oder Du zerkleinerst die Ingwerwurzel und kochst sie mit dem Wasser ca. 10 Min. auf.

9.19 Ingwer als Gewürz:

In allen warmen und kalten Speisen kannst Du Ingwer nach Geschmack hinzufügen. Dabei kannst Du den Ingwer raspeln oder kleinhacken. Wenn der Ingwer frisch ist und die Schale noch nicht zu sehr ausgetrocknet ist, kannst Du die Schale mitverwenden. Das Schälen der Ingwerknolle ist nicht unbedingt nötig. Sollte die Schale jedoch sehr fest und trocken sein, dann kannst Du mit einem Teelöffel die Schale abschaben, damit Dir möglichst wenige und gesunde Inhaltstoffe verloren gehen.
Die frische Ingwerwurzel kann roh gegessen, zum Herstellung eines Tees verwendet oder in Suppen, Gerichten, Lebkuchen und Pfefferkuchen integriert werden. Durch das Erhitzen verändert der Ingwer seinen würzig-scharfen Geschmack ins würzig-Süße.

9.20 Ingwer in Kombination mit anderen Kräutern und Gewürzen:

Ingwer kannst Du mit allen Dir bekannten Gewürzen und Kräutern kombinieren. Mein Favorit ist folgende Kombination:
Ingwer, Knoblauch, Chili und Kurkuma und für die süße Variante (z.B.: asiatische Küche) gebe ich entweder Agavendicksaft oder Ahornsirup dazu.
Probiert es einfach aus, erlaubt ist was gefällt und was schmeckt.

9.21 Ingwer Tagesdosis:

Die mittlere Tagesdosis beträgt etwa 2-4 g der Ingwerwurzel.

9.22 Ingwer Nebenwirkungen:

Der Verzehr von Ingwer gilt generell als sicher. Wird die täglich empfohlene Dosierung überschritten, können leichter Sodbrennen, Durchfall und Reizungen im Mund entstehen.

9.23 Ingwer mögliche Wechselwirkungen:

Ingwer ist ein natürliches Gewürz und kann mit anderen Kräutern, Nahrungsergänzungsmittel und verschreibungspflichtigen Medikamenten interagieren. Bei der Einnahme folgender Medikamente sollte vor dem Verzehr von Ingwer zunächst mit dem Arzt Rücksprache gehalten werden:
Blutverdünnende Medikamente – Ingwer kann in der Kombination mit blutverdünnenden Medikamenten das Risiko von Blutungen erhöhen. Zu den blutverdünnenden Medikamenten gehören unter anderem:
* Warfarin (Coumadin)
* Clopidogrel (Plavix)
* Aspirin

Diabetes-Medikamente – Ingwer kann den Blutzucker zu senken. Wird Ingwer in Kombination mit blutzuckersenkenden Medikamenten eingenommen, kann das Risiko eines niedrigen Blutzuckerspiegels oder einer Hypoglykämie erhöht werden.
Blutdrucksenkende Medikamente – Ingwer hat eine blutdrucksenkende Wirkung. Die Kombination mit Blutdruck senkenden Medikamenten kann die Gefahr eines zu niedrigen Blutdruckes oder Herzrhythmusstörungen erhöhen.

9.24 Wer sollte vor dem Verzehr von Ingwer mit dem Arzt sprechen?

Menschen mit Blutgerinnungsstörungen
Menschen vor einer Operation oder Narkose

10 Meine Küche - Meine Gewürze und Kräuter

Beim Kauf meiner Küche vor 3 Jahren habe ich darauf geachtet, dass es keine Unterschänke mehr gibt, sondern nur noch große geräumige Schubladen. Der Grund dafür: Frau wird nicht jünger und ich möchte im Alter nicht in meinen Unterschränken herumkriechen und mir meine Gewürze und Kräuter oder anderen Kochzutaten und Utensilien herauszusuchen. Ich habe es gerne bequem. Es kocht sich auch viel leichter, wenn auf alles ganz einfach zugegriffen werden kann.
Meine Küche habe ich so eingerichtet, dass jede Ecke themenorientiert ist. An den Herd grenzen meine Gewürz- und Kräuterschubladen. Beim Aufziehen dieser Schubladen kommt mir immer ein herrlicher Duft entgegen.

Nachdem ich dort viele Gewürz- und Kräuterdosen in Tupperdosen drinstanden, war das schon mal ein Anfang für meinen Traum, ein Masala Mahal (übersetzt aus dem Hindi bedeutet Masala Mahal der "Palast der Gewürze" und beschreibt unsere Idee von einer Schatzkiste zum Mitnehmen, einem Minipalast (mahal) mit aromatischem Interieur) für mich einzurichten.

Dann fand ich im Internet die folgende Seite:

http://www.gewuerzprojekte.de/Startseite.htm?websale7=gewuerzprojekte&act=start

Da wusste ich was mir zu meinem Masala Mahal fehlt, eine Indische Masala-Gewürzdose. Das ist eine Dose aus Edelstahl, in der sich 7 kleine Schälchen und ein bis zwei Löffelchen befinden. Geschlossen wird die Dose mit einem Deckel. Diesen gibt es einmal als durchsichtige Variante und dann als Edelstahlvariante. Die Edelstahlvariante bevorzuge ich, da die Gewürze in diesen Behältern dann luft- und lichtgeschützt aufbewahrt werden können.
Also habe ich mir vier von diesen Dosen gekauft und meine Gewürze und Kräuter aus den Tupperdosen umgefüllt in meine Indischen Masala Gewürzdose, so entstand mein Masala Mahal, mein Palast der Gewürze in meiner Küche.

- Gewürze und Kräuter zum Backen gemahlen
- Gewürze und Kräuter zum Backen ganz
- Gewürze und Kräuter zum Kochen gemahlen
- Gewürze und Kräuter zu Kochen ganz

Beim Kochen und Backen ist es für mich jedes Mal eine riesige Freude, wenn ich meine Schublade öffne und mit meinem Palast der Gewürze kochen und backen kann.
Besuche ich mal Freunde und wir haben vor zusammen zu kochen, dann packe ich meinen Palast der Gewürze ein und nehme ihn einfach mit.
In der nächsten Zeit möchte ich mit Euch die Kräuter und Gewürze in meinem Palast der Gewürze vorstellen.
Seit ich meine Gewürze und Kräuter so aufbewahre, ist der Verbrauch meiner Gewürze und Kräuter enorm gestiegen. Es schmeckt immer wieder anders, immer wieder lecker, meiner Kreativität sind keine Grenzen gesetzt!

Diese Freude möchte ich gerne mit Euch teilen!

Dann kommt der Bereich zum Abwaschen, an diesen Bereich grenzt meine Tee- und Kaffeekochecke an. Dann gibt es noch einen großen Bereich mit 6 Schubladen und einer großen Arbeitsplatte drauf. Dort befindet sich alles, was ich zum Backen (Brotbacken) brauche, von meinem Körnervorrat über meine Kornmühle und Küchenmaschine.

Diese Küche habe ich mir bei IKEA gekauft. Sie ist in Vollholz Buche und hat 2.000, -- Euro gekostet.

11 Safran – kostbares und gesundes Gewürz!

Jede Krokusblüte enthält einen sich in drei Narben verzweigenden Griffel. Nur diese süß-aromatisch duftenden Stempelfäden werden getrocknet als Gewürz verwendet. Um ein Kilogramm von ihnen zu gewinnen, benötigt man etwa 150.000 bis 200.000 Blüten aus einer Anbaufläche von ca. 10.000 Quadratmetern; die Ernte ist reine Handarbeit, ein Pflücker schafft 60 bis 80 Gramm am Tag. Hinzu kommt, dass Safran nur einmal pro Jahr im Herbst (und das nur für einige Wochen) blüht. Deshalb zählt Safran zu den teuersten Gewürzen. Im Einzelhandel zahlt man zwischen 7 und 25 Euro pro Gramm.

11.1 Safran für die Gesundheit

Neben seiner Verwendung als Gewürz besitzt Safran auch einige medizinische Wirkungen, diese sind auch wissenschaftlich nachgewiesen.

Die Carotinoide sowie die unterschiedlichen ätherischen Öle sind in der traditionellen Heilkunde schon lange bekannt.

Safran hat sowohl schmerzlindernde Eigenschaften als auch harn- und schweißtreibende Auswirkungen. Das Gewürz eignet sich als Stärkungsmittel für den Magen und wirkt auch gegen Appetitlosigkeit. Die enthaltenen leichten Bitterstoffe helfen bei Leberbeschwerden. Und auch bei starkem Husten oder infektiösem Keuchhusten kann Safran zumindest eine Linderung der Symptome bewirken.

Safran kann Beschwerden des zentralen Nervensystems verringern, wirkt dabei beruhigend, schmerzlindernd und fördert ein besseres Einschlafen.

Safran soll sich auch auf das Nervensystem in Form einer Verbesserung der Lern- und Gedächtnisfunktion auswirken. Außerdem lindert Safran depressive Schübe. Des Weiteren wirkt sich Safran positiv auf das Herz- und Kreislaufsystem aus, er kann den Blutdruck senken, das Cholesterin minimieren sowie die Aufnahme des Sauerstoffs in den Körperzellen verbessern.

11.2 Warnung vor einer Safranüberdosierung

Wer allerdings des Guten zu viel tut und das Gewürz über dosiert, muss mit weniger schönen Folgen rechnen. Denn was bei normalem Genuss als Heilpflanze gilt, verursacht in größeren Mengen Vergiftungen beim Menschen: Dann wirkt Safran leicht giftig.

Von einer erhöhten Einnahme des Safrans wird abgeraten. Die Dosierung sollte 5 Gramm nicht überschreiten.

11.3 Safran Aufbewahrung

Safran muss vor Licht und Feuchtigkeit geschützt in fest schließenden Metall- oder Glasgefäßen aufbewahrt werden, da das Gewürz am Licht schnell ausbleicht und sich das ätherische Öl relativ leicht verflüchtigt.

Um den aromatischen Duft zu bewahren, sollte Safran nicht allzu lange gekocht werden. Es empfiehlt sich, Safran einige Minuten in etwas warmem Wasser einzuweichen und mit der Flüssigkeit gegen Ende der Garzeit dem Gericht zuzugeben. Eine noch intensivere Färbung erhält man, wenn die Safranfäden frisch gemörsert werden.

11.4 Fälschung oder echtes Safran

Um herauszufinden, ob Du gestreckten oder anderweitig gefälschten Safran erstanden hast, solltest Du folgendermaßen vorgehen:
Gib eine kleine Menge des Safranprodukts in warmes Wasser oder warme Milch.
Wenn sich die Flüssigkeit unverzüglich gelb verfärbt, handelt es sich bei Deinem "Safran" um eine Fälschung.
Echter Safran muss im warmen Wasser oder warmer Milch für mindestens 10 bis 15 Minuten einweichen, bevor sich seine tief rot-goldene Farbe in der Flüssigkeit ausbreitet.

11.5 Safran in der Küche

Beim Kochen ist Vorsicht geboten: Kochen Sie das Gewürz nicht zu lange mit, da sich sein typischer Geschmack ansonsten verflüchtigt. Am besten weichen Sie die Safranfäden nur für wenige Minuten in etwas warmem Wasser ein und geben die Flüssigkeit dem eigentlichen Gericht erst am Ende zu.

In der Küche gibt es viele leckere Rezepte mit Safran, zu den bekanntesten Gerichten gehören unter anderem das spanische Reisgericht Paella, die französische Fischsuppe Bouillabaisse, das italienische Risotto alla Milanese oder das schwedische Süßgebäck Lussekatt.

Safran bereichert jedes Reisgericht und jeden Kuchen. Ich nehme Safran sehr gerne in meinen Safranreis mit Kruste (Tahdig), da schmeckt am besten der Iranische Sadri-Reis (Den LINK zum Kauf des Sadri-Reises, bekommt Ihr auf meiner Homepage). Ganz zum Schluss gebe ich den Safran, den ich vorher in ein wenig Wasser eingeweicht habe, in meinem Reiskochen und lasse das Gewürz ca. 5 Minuten mitziehen.
Oder ich gebe Safran auch gerne in meinen Pfannenkuchenteig und backe dann die Pfannenkuchen in einer Mischung aus Ghee-Kokosöl aus.

Außer in der Küche wird Safran aber übrigens auch im Kosmetikbereich verwendet: So ist er beispielsweise auch in bestimmten Parfüms oder Duschbädern enthalten.

11.6 Kardamom - Heilsamen mit Tradition

Kardamom fördert nicht nur Geschmack und Bekömmlichkeit, sondern trägt tatsächlich auch zur inneren Erwärmung des Organismus bei und gehört in die Gruppe der Gewürze.
Kardamom gehört zur Familie der Ingwergewächse. Diese wachsen schilfartig, bilden Rhizome, also Wurzelstöcke aus und entwickeln ein scharfes Aroma, das sich allerdings deutlich vom Geschmack der Ingwerwurzel unterscheidet. Verwendet wird auch nicht der Wurzelstock wie beim Ingwer, sondern der Samen.
Man sollte die Kapseln und Samen trocken, kühl und lichtgeschützt lagern, dann halten sie 1 Jahr oder sogar länger. Man sollte sie allerdings innerhalb von 4-6 Monaten aufbrauchen, da sich das Aroma erheblich früher verliert

11.7 Grüner Kardamom

Scharfe Süße, mit einem Hauch Eukalyptus, so wird der Geschmack des Grünen Kardamoms beschrieben. Mit seinem feinen, pikanten Aroma empfiehlt er sich besonders für Süßspeisen, harmonisiert aber auch gut mit Salzigem. In der europäischen Bäckerei bereichert er vor allem weihnachtliche Gebäcksorten mit exotischer Note. Zusammen mit anderen fernöstlichen Gewürzen macht Grüner Kardamom Lebkuchen und Weihnachtsplätzchen einzigartig und leichter verdaulich. Zudem verleiht das süß schmeckende und angenehm duftende grüne Kardamom Likören sowie Heißgetränken eine besondere Note. Mit Grünem Kardamom werden Eiscreme und Desserts zu leckeren Spezialitäten.

11.8 Schwarzer Kardamom

Das schwarze Kardamom wächst vor allem im Himalaja heran. Er schmeckt herb und erdig, ein wenig nach Kampfer, dazu kommt ein rauchiges Bukett. Deshalb eignet er sich eher als gesunde Würze für die deftigeren Speisen wie Lammbraten und andere Fleischgerichte. Je länger das Gericht steht, desto intensiver wird der Geschmack, weshalb die Speisen oft schon am Vortag zubereitet werden. Sein rauchiger Duft entsteht, wenn die empfindlichen Samen getrocknet werden. Im Himalaja geschieht das gewöhnlich am offenen Feuer. Schwarzer Kardamom aromatisiert Currys, Fleisch, Geflügel und Reisgerichte.

Die in der Chinesischen Medizin verwendeten vier Kardamomarten gehören alle in die Gruppe der Medikamente, die mit ihrer aromatischen Wirkung, wie es heißt, "pathologische Feuchtigkeit umwandeln". Indikation wäre Überforderung der inneren Verdauungsfunktionen durch Speisen, feuchtes oder schwüles Wetter, zu viel Arbeit oder auch durch psychische Belastungen.
Symptome können sein: Müdigkeit, Unlust, Völlegefühl, Blähbauch, Leistungsverlust, Appetitstörung. Wenn diese "pathologische Feuchtigkeit" durch die auflösende, durchgängig machende und anregende Wirkung des Kardamoms weggeräumt ist, werden Kopf und Bauch frei, der Mensch kann sich dem Leben wieder zuwenden. Die zusätzlich absenkende Wirkung des Kardamoms hat gleichzeitig einen kräftigenden und beruhigenden Effekt.
Wer das leicht fremdartig scharfe, intensive Kardamomaroma auf sich wirken lässt, kann ein klein wenig nachspüren, wie diese Aromastoffe den Bauch wieder in Ordnung bringen. Am Geschmack lassen sich die physiologischen Effekte ablesen. Die natürlichen Stoffgemische betrügen nicht. Ihre Wirkung zeigt sich offen im Geschmack.

Ihr solltet möglichst nur natürliche Stoffe zum Kochen zu nehmen. Die Gewürze aus den Tropen schenken unserer kühleren Weltgegend dabei etwas von ihrer Wärme.

Kardamom gibt es als geschlossene Kapsel, davon können die inneren grünen und schwarzen Samenkörner verwendet. Ganze Kadamomkapseln können zerkaut werden und helfen bei Störungen des Magen- und Darmtraktes.
Die Kardamomsamen können von grob bis fein zermahlen werden, entweder im Mörser oder in einer Kaffeemühle. Für meine Gewürze und Kräuter habe ich mir extra eine Kaffeemühle gekauft. In dieser wird Kaffee gemahlen, da das Kaffeepulver sehr leicht den Geschmack der vorher gemahlenen Gewürze übernimmt.

11.9 Kardamom Anwendung

Für die Anwendung des Kardamoms in der Küche gibt es viele traditionelle Rezepte, darüber hinaus experimentieren Hobby- und Profiküche gern mit dem vielseitigen, gesunden Gewürz. Neben der Wirkung für die Gesundheit und seinen würzenden Eigenschaften macht sich Kardamom in vielerlei Hinsicht nützlich und beliebt. Gemahlen, zerstoßen oder in Kapseln werden die Samen dabei verwendet und mit anderen Lebens- oder Genussmitteln kombiniert.

Kardamom darf bei Plätzchen wie unseren köstlichen Spekulatius-Talern, Pfeffernüssen, Tannenbäumchen, Pfefferkuchen und in den Lebkuchenteig zur Weihnachtszeit nicht fehlen. Wärmende heiße Getränke wie Gewürztee, Zimtblütentee oder frischem Minztee gibt der Kardamom einen unnachahmlichen Geschmack und Duft.
Das süßliche und leicht scharfe Aroma von Kardamom harmoniert aber auch mit Desserts sehr gut und verleiht zum Beispiel pochierten Feigen, in Schokolade getauchten Erdbeeren und Kaffee-Datteln das gewisse Extra. Aber damit ist noch nicht genug: Mache es doch einfach mal wie die Araber und Asiaten und koche zum Beispiel köstliche Currys, raffinierte Reisgerichte, pikante Chutneys oder ein würziger Couscous mit Kardamom!

11.10 Kardamom im Kaffee

Arabischer Kaffee bekommt seine unverwechselbare Note meist von einer Portion grünem Kardamom. Dabei wird nicht nur der Kaffeegeschmack verfeinert, das koffeinhaltige Getränk wird auch bekömmlicher. Bei der Zubereitung schwören die Einen auf gemahlenes Kardamompulver, andere kochen die vollständige Kapsel mit auf.

11.11 Kardamom im Tee

Kardamom ist ein fester Bestandteil des ayurvedischen Yogi Tees. Inder geben ihn in ihren Chai-Tee, fertige Teemischungen die auch im Handel zu bekommen sind. Jeder Kräutertee kann durch Kardamom ergänzt werden. Da ist Eurer Kreativität keine Grenze gesetzt. Probiert es immer erst mit kleinen Mengen aus. Die richtige Dosierung werdet Ihr dadurch finden.

11.12 Kardamom kauen

Nach ayurvedischer Lehre entfacht Kardamom das Verdauungsfeuer und sorgt für einen klaren Kopf. Zu diesem Zweck werden Kardamomkapseln (ganze Kapseln mit den Samen) gekaut. So entfalten sich die ätherischen Öle und können die Durchblutung im Kopfbereich und die Speichelbildung anregen. Ganz nebenbei macht das Kardamom kauen noch einen frischen Atem.

11.13 Kardamom in der Küche

Das Kardamomgewürz spielt eine große Rolle in der asiatischen und in der arabischen Küche. Es ist Bestandteil von manchen Curry-Mischungen und findet in einer Fülle von Speisen Verwendung. Z.B. als aromatischer Zusatz zu arabischem Kaffee. In Europa dient Kardamom als Lebkuchen und Spekulatiusgewürz, in Schweden wird darüber hinaus der Glühwein mit Kardamom gewürzt.
Ich nehme Kardamom auch sehr gerne zum Brot backen. Kardamom und Koriander gehen dabei geschmacklich eine leckere Symbiose ein.

11.14 Rezeptvorschläge

Rote Beete Ragout
ZUTATEN FÜR 4 PORTIONEN
Zubereitungszeit: 45 Minuten

1 kg Rote Beten, 1 Zwiebel, 2 EL Kokosöl, 1 EL Agavendicksaft oder Ahornsirup, 500 ml Gemüsebrühe, Saft von 1 Zitrone, 1/2 TL Kardamom, 1 Prise Zimtpulver, Salz, Pfeffer, 1 kg mehlig kochende Kartoffeln, 250-300 ml Kokosmilch, 1/2 Bund Koriandergrün

Rote Beten schälen und würfeln (mit Handschuhen arbeiten). Zwiebel schälen und fein würfeln. Im Öl in einer Pfanne glasig dünsten. Rote Beten zugeben und anbraten. Den Agavendicksaft oder Ahornsirup untermischen, dann Brühe und Zitronensaft zugeben. Das Zitronengras waschen und mit einem Fleischklopfer flachklopfen. Mit Kardamom, Zimt, etwas Salz und Pfeffer zum Ragout geben. Zugedeckt ca. 30 Min. garen. Zitronengras entfernen.

In der Zwischenzeit für das Püree die Kartoffeln waschen, knapp mit Salzwasser bedeckt und zugedeckt 20-25 Min. garen. Abschrecken und noch heiß pellen. Durch eine Kartoffelpresse drücken oder mit dem Kartoffelstampfer zerdrücken. Kokosmilch erwärmen und unter die Kartoffeln mischen. Mit Salz und Pfeffer abschmecken. Koriander waschen und die Blättchen abzupfen. Das Püree damit bestreuen und zum Rote-Bete-Ragout servieren.

11.15 Echte Vanille für die perfekte Verführung

Die ursprüngliche Vanille-Heimat ist Mexiko. Hauptanbaugebiete sind heute Madagaskar, La Réunion und die Komoren. Geringe Mengen kommen auch aus Tahiti. In Mexiko und anderen tropischen Gebieten wird ebenfalls noch Vanille angebaut.

Das Aroma einer Vanilleschote setzt sich aus etwa 40 Bestandteilen zusammen. Der wichtigste Aromastoff der Vanille ist das Vanillin. Dieser Duftstoff lässt sich in geringen Mengen auch in Kartoffeln, Milch oder Wein feststellen.
Echte Vanille setzt sich aus 35 Prozent Wasser, 25 Prozent Zucker (natürlicher Zucker), 15 Prozent Fett und 6 Prozent Mineralstoffen zusammen. Zudem hat Vanille einen hohen Cellulose Anteil, der bis zu 30 Prozent betragen kann. Der Anteil des Hauptaromastoffs Vanillin liegt zwischen drei und vier Prozent.

11.16 Die Wirksamkeit der echten Vanille

- Echte Vanille für die körperliche Ausdauer und die geistige Leistungsfähigkeit
- Echte Vanille hilft bei Schwangerschaftserbrechen
- Echte Vanille beruhigt die Nerven
- Echte Vanille kann Alzheimererkrankungen verzögern
- Echte Vanille hilft bei Pilzproblemen
- Echte Vanille kann entzündungshemmend wirken

11.17 Vanille als Krebsvorbeugung

In der heutigen Medizin wird die Wirkung der Vanille auch auf Krankheiten wie Krebs getestet und untersucht. Einige Substanzen der Vanilleschoten sollen dabei auch die menschliche DNA vor Mutationen schützen und somit Vorbeugend gegen Krebs wirken.

Laut EU-Verordnung ist es uns nicht gestattet medizinische Heilversprechen im Zusammenhang mit Werbung für unsere Produkte zu machen. Wir möchten Sie darauf hinweisen, dass wir auf dieser Seite nur "allgemeine" Informationen wiedergeben.
Quelle: www.azafran.de/vanille-wirkung.html
Bei der Firma Azafran kaufe ich meine Gewürze, sie werden dort in einer super Qualität und zu einem vernünftigen Preis angeboten. Bei Azafran gibt es auch viele biologisch kontrollierte Gewürze.

11.18 Verwendung von Vanilleschoten

Vanille wird traditionell für die Aromatisierung von Kakao und Schokolade verwendet. Diese Verwendungsweise war bereits den Azteken und Inkas bekannt. Ihre Verwendung wurde in Europa sehr schnell erweitert. Schon Elisabeth I. liebte mit Vanille gewürzte Süßspeisen. Es wurden Nachspeisen wie Pudding und Creme (z. B. Crème Brûlée, Vanillecreme und Bayerische Creme) sowie verschiedenstes Backwerk, Fruchtdesserts und seit dem 19. Jahrhundert Eiscreme entwickelt.

Die die Samen umgebende ölige Flüssigkeit innerhalb der Kapsel enthält einen großen Anteil des Aromas und des Geschmacks. Dies ist der Grund, warum man für eine besonders intensive Aromatisierung der Speisen die Frucht der Länge nach aufschneiden und die Samen nebst dem anhaftenden Öl, das Vanillemark, herauskratzen soll. Als Hauptaromaträger gilt jedoch die "Schotc" (Kapselhülle). Die darin enthaltenen Aromastoffe können durch Aufkochen in Milch, Sahne oder anderen Flüssigkeiten gewonnen und so z. B. für die Zubereitung einer Vanillesauce nutzbar gemacht werden. Die abgewaschene und getrocknete Frucht kann mehrfach verwendet werden.

Ich zerkleinere die Vanilleschote mit dem Mark in meiner Gewürzkaffeemühle und gebe die gemahlene Vanille z.B.:

- Milchreis
- Quarkkuchen
- Obstkuchen
- Kompotte
- Marmeladen
- Nussdrinks
- Fruchtshakes
- grüne Smoothies
- Obstsalate
- selbst gemachte Nusskekse und Fruchtschnitten
- selbst gemachtes Eis
- gesunde Fruchtaufstriche und Fruchtmuse
- basische Müslis

Vanille harmoniert mit ihrer extremen Milde auch mit weißem Fleisch oder Fisch und verleiht beispielsweise Hummer- und Lachs-Gerichten eine subtile und delikate Note. Tomatensalat mit Himbeeressig und Olivenöl und eine halbe aufgeschnittene Vanilleschote, die längere Zeit in dem Tomatensalat ziehen darf. Probiert es einfach mal aus!

Zum Aromatisieren von Stevia genügt es, diesen zusammen mit einer Vanillestange für einige Wochen in einem luftdicht verschlossenen Glas aufzubewahren. Das Glas sollte zur Durchmischung von Zeit zu Zeit geschüttelt werden.

12 Schaut mal was ich gefunden habe - Leitsätze der Dr. Rainer Wild-Stiftung

Gesunde Ernährung gibt uns alles, was wir brauchen!
Eine Ernährung, die sowohl den Bedarf als auch die Bedürfnisse der Menschen erfüllt, ist eine gesunde Ernährung.
Alles was wir brauchen, um gesund zu bleiben, hat uns die Natur reichlich geschenkt!
Gesunde Ernährung basiert auf wissenschaftlichen Erkenntnissen.
Die Wissenschaft liefert das Fundament für eine gesunde Ernährung. Dabei werden
Erkenntnisse aus Natur-, Sozial- und Kulturwissenschaften zusammengeführt. Denn
nur so lässt sich die gesamte Tragweite gesunder Ernährung erfassen.
Essen ist mehr als Ernährung.

Eine gesunde Ernährung fördert nicht nur körperliches, sondern auch seelisches und
geistiges Wohlbefinden. Deshalb ist es nicht nur entscheidend, was wir essen, sondern
auch wie, wo, wann, mit wem und warum.
Gesunde Ernährung ist präventiv.
Je eher wir lernen, uns ausgewogen und genussvoll zu ernähren, umso selbstverständlicher wird gesunde Ernährung, wenn wir heranwachsen. Eine ausgewogene Balance
zwischen gesunder Kost, Bewegung und Entspannung beugt vielen Erkrankungen
vor und schafft somit Lebensqualität bis ins hohe Alter.

Gesunde Ernährung erfordert gegenseitiges Verständnis.
Transparenz baut Misstrauen ab und schafft Verständnis. Daher ist es wichtig, Informationen und Erkenntnisse anschaulich und klar zu vermitteln und Zielgruppen-
recht umzusetzen. Die Dr. Rainer Wild-Stiftung fördert den Austausch zwischen allen
Akteuren der „Wertschöpfungskette Ernährung".

Jeder hat das Recht auf Ernährungsinformation und Ernährungsbildung.
Jeder sollte Zugriff auf ausführliche, sachlich richtige Ernährungsinformation und -bildung haben. Nur
so sind wir in der Lage, uns gesund zu ernähren.
Verantwortungsbewusster Umgang mit Ernährung ist nachhaltig.

Der Mensch ist nicht nur für sich, sondern auch für seine Umwelt verantwortlich. Umso
wichtiger ist ein nachhaltiger Konsum, denn er schont die natürlichen Ressourcen.
Gesunde Ernährung ist einfach umzusetzen und praxisnah.

Gesunde Ernährung ist einfach nachvollziehbar und lässt sich ohne großen Aufwand
in den Alltag integrieren. Die Umsetzung erfordert keine teuren Hilfsmittel, Präparate
oder komplizierten Tabellen.

Gesunde Ernährung erfordert den bewussten Umgang mit unserer Esskultur.
Essen findet immer in einem kulturellen Rahmen, z. B. einer Mahlzeit, statt. Anstatt

jedoch den Verlust der bürgerlichen Mahlzeitenstrukturen zu beklagen, setzt die Dr.
Rainer Wild-Stiftung auf die Diskussion neuer und zeitgemäßer Modelle.
Gesunde Ernährung, Bewegung und Entspannung sind wesentlich für Lebensqualität bis ins hohe Alter.

Ein verantwortungsvoller Umgang mit sich selbst trägt dazu bei, die Gesundheit zu
erhalten und Krankheiten vorzubeugen. Um dieses Ziel zu erreichen, ist es die Aufgabe
jedes Einzelnen, gesunde Ernährung, Entspannung und körperliche Aktivitäten in seine
Lebensführung zu integrieren und in ein ausgewogenes Gleichgewicht zu bringen.
Zu den Methoden zur Umsetzung der Leitsätze der Dr. Rainer Wild-Stiftung werde ich Euch Morgen
berichten!

Quelle: http://www.gesunde-ernaehrung.org/

13 Methode zur Umsetzung der Leitsätze der Dr. Rainer Wild-Stiftung

Methode zur Umsetzung der Leitsätze der
Dr. Rainer Wild-Stiftung

Von der Mistgabel bis zur Essgabel

und/oder

Vom Acker auf den Teller

Erzeugung (landwirtschaftliche Urproduktion und handwerkliche Verarbeitung)

LEBENSMITTEL			
	a) natürlich	b) mechanisch verändert	c) fermentativ verändert
Pflanzenreich	Samen I Ölsaaten Nüsse Mandeln Oliven	Öle zerkleinerte Ölsaaten	Eigenfermente Hefe Bakterien
	Samen II Getreide	Mahlprodukte Vollkornmehl Schrote	Breie ungekocht aus Vollkorn
	Früchte Honig	Salate aus Früchten Naturtrübe Säfte	Gärsäfte
	Gemüse	Salate aus Gemüsen	Gärgemüse Sauerkraut
Tierreich	Eier	Blut	Fleisch Schabefleisch
	Milch	Milchprodukte	Gärmilch Quark, Käse
Getränke	Quellwasser	Leitungswasser	Gärgetränke

nach Kollath

29

Erzeugung (landwirtschaftliche Urproduktion und handwerkliche Verarbeitung)

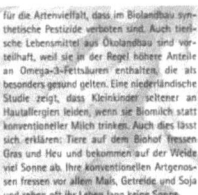

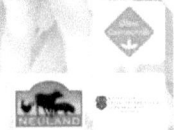

Erzeugung (landwirtschaftliche Urproduktion und handwerkliche Verarbeitung)

CO$_2$-Einsparpotenziale bei Lebensmitteln

Maßnahme	Potenzial
Frische Ware, keine Tiefkühl-Produkte	2 %
Regionaler und saisonaler Einkauf	bis 10 %
100 % Bioprodukte	bis 27 %
Ernährung fleischreduziert (2-mal Fleisch, 1-mal Fisch/Woche)	bis 31 %
Ernährung vegetarisch (kein Fleisch und Fisch)	bis 47 %

Quelle: Keller 2009

Das größte Einsparpotenzial für Treibhausgase liegt in der Reduzierung des Konsums tierischer Lebensmittel, gefolgt von ökologischer Erzeugung.

Erzeugung (landwirtschaftliche Urproduktion und handwerkliche Verarbeitung)

Verteilung der Treibhausgas-Emissionen im Bereich Ernährung

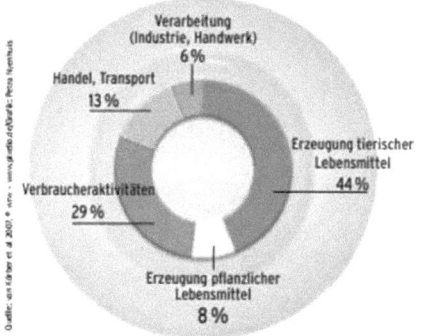

Wer als Verbraucher/-in mit dem Rad einkaufen fährt, den Roh-kostanteil gegenüber gekochten Lebensmitteln erhöht und auf Erdbeeren im Winter und andere „Flug-Früchte" verzichtet, kann das Klima prima schonen. Vollwerternährung mit wenig Milch-und Fleischprodukten, nur hin und wieder ein Ei, das hält uns und die Umwelt fit.

Quelle: http://www.kritischer-agrarbericht.de/fileadmin/ Daten-KAB/KAB-2009/ vonKoerber_Kretschmer.pdf.

Erzeugung (landwirtschaftliche Urproduktion und handwerkliche Verarbeitung)

Über 90 Prozent unserer Nutztiere stehen in Ställen, die nach indus-triellen Maßstä-ben funktionie-ren. Hier können wir Verbraucher mit einem bewussten Ein-kauf von nach-haltig erzeugten Produkten viel für den Tierschutz und die Umwelt tun.

	Deutschland	Zahl der Tiere in Ökohaltung	Anteil Konventionell	Anteil Öko
Milchkühe	4,2 Mio.	117.000	97,2%	2,8%
Mutterkühe	733.200	130.000	82,3%	17,7%
Rindfleisch (t)	1,2 Mio.	50.000	95,7%	4,3%
Zuchtsauen	2,3 Mio.	18.500	99,2%	0,8%
Mastschweineplätze[1]	17,8 Mio.	115.000	99,4%	0,6%
Schweinefleisch (t)	5,1 Mio.	21.000	99,6%	0,4%
Legehennen	41 Mio.	1,7 Mio.	95,9%	4,1%
Eierproduktion	12,8 Mio.	425.000	96,7%	3,3%
Masthähnchen	62 Mio.	380.000	99,4%	0,6%
Puten	11 Mio.	210.000	98,1%	1,9%

[1] Die Mast eines Schweins dauert 5-8 Monate, daher können auf jedem Tierplatz mehrere Tiere pro Jahr gemästet werden. 2008 wurde in Deutschland insgesamt 44 Millionen Schweine gemästet.

Quelle: http://docplayer.org/3182276-Milchseen-butterberge-fleischlager-heilsversprechen-wachstum-und-export-7-eu-agrarexporte-wirtschaftlich-aussichtslos-und-klimapolitisch-fatal.html

Biobauer -> Einzelhandel (Logistik, Werbung und Verkauf von Bio-Produkten)

Ernährung (gesunde regionale und saisonale Lebensmittel sowie nachhaltiger Konsum)

Vorteile regionaler Agrarprodukte
Produktion, Vermarktung und Konsum von regionalen Produkten haben viele Vorteile.
Von diesen Vorteilen profitieren die Verbraucherinnen und Verbraucher, die Landwirte,
die verarbeitenden Betriebe und die Gesellschaft insgesamt.
Vorteile für den Verbraucher.

Regionale Lebensmittel:
• sind frischer durch kürzere Wege und Transportzeiten
• sind geschmacklich voll ausgereift
• bieten eine große Vielfalt im Angebot und in der Verarbeitung
• sind als saisonale Produkte oft relativ günstig im Preis
• ermöglichen direkten Kontakt zwischen Erzeugern und Verbrauchern
• erhöhen die Überschaubarkeit in der Region
• sichern durch die Nähe zum Produzenten das Vertrauen in Lebensmittelqualität und
  Lebensmittelsicherheit

Ernährung (gesunde regionale und saisonale Lebensmittel sowie nachhaltiger Konsum)

Vorteile für Landwirte und Lebensmittelverarbeiter.

Regionale Lebensmittel:
- erhöhen die betriebliche Wertschöpfung und tragen zur Einkommenssicherung bei
- steigern die Ertragssicherheit durch eine breitere Produktions- und Angebotspalette
- können den Betriebsmitteleinsatz verringern
- tragen zum Erhalt von Arbeitsplätzen bei

Ernährung (gesunde regionale und saisonale Lebensmittel sowie nachhaltiger Konsum)

Vorteile für die Gesellschaft.

Regionale Lebensmittel:
- erhalten Infrastruktur, Betriebe und Arbeitsplätze in ländlichen Räumen und
- erhöhen dadurch deren Lebensqualität und Attraktivität
- erhöhen die regionale Wertschöpfung
- verringern den Transportaufwand und indirekt den damit verbundenen CO_2-Ausstoß
- tragen zum Erhalt der landwirtschaftlichen Nutzung und damit der Kulturlandschaft bei
- erhalten traditionelle Kenntnisse wie regionaltypische Rezepte, handwerkliche Fähigkeiten
- stärken die regionale Identität, das Wir-Gefühl und das Image der Region

Entsorgung (Recycling und ökologische Kreislaufwirtschaft)

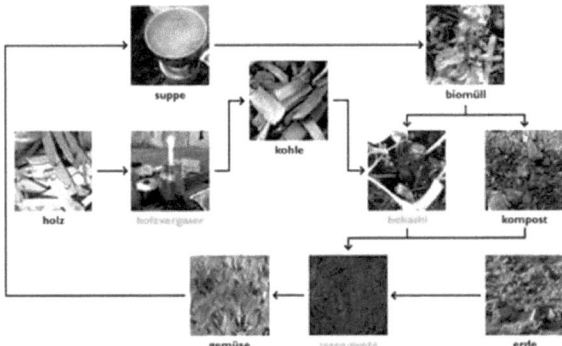

Entsorgung (Recycling und ökologische Kreislaufwirtschaft)

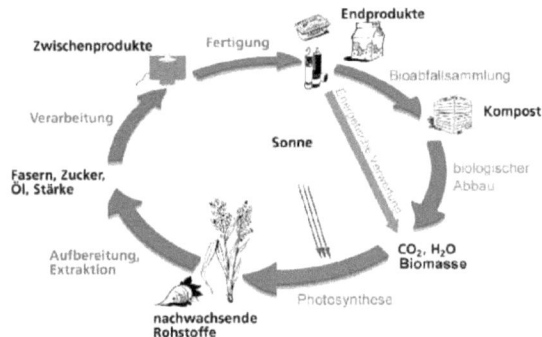

Quelle: http://www.gesunde-ernaehrung.org/

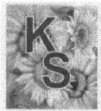

Gesundheits- und Ernährungsberatung
Aus Liebe zu dir!

STRESS -
Was das ist und wie man damit umgehen kann

Ein Modewort?
Oder ist ein guter Umgang damit lernbar?

K. Schoefer, Dorfstr.4, 26345 Bockhorn, Tel.: 04456/899 58 45
www. gesundheits-und-ernaehrungs-trainer.de, Mail: gesundheits_und_ernaehrungs_trainer@arcor.de

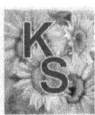

Gesundheits- und Ernährungsberatung
Aus Liebe zu dir!

- Was Stress ist laut WHO (Weltgesundheits-Organisation)
- Wie es zu einer Überforderung und dadurch zu Stress kommt
- Wie Stress entsteht
- Das fehlende Gleichgewicht
- Stressauswirkungen
- Erkrankung bei negativem Stress
- Schutzfaktoren beim Menschen
- Der Zusammenhang von Körper und Seele

Methoden zur Unterstützung gegen Stress:

- Angewandte Gelotologie: Lachen und therapeutischer Humor
  (Fallbeispiel Norman Cousins)
- Die rosarote Brille
- Die Viererbande der Entspannung (konkrete Anwendung)
- Emotionale Klarheit
- Bewegung, Entspannung und Ernährung

K. Schoefer, Dorfstr.4, 26345 Bockhorn, Tel.: 04456/899 58 45
www. gesundheits-und-ernaehrungs-trainer.de, Mail: gesundheits_und_ernaehrungs_trainer@arcor.de

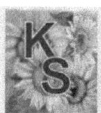

Gleich zu Beginn: es besteht Hoffnung!

K. Schoefer, Dorfstr.4, 26345 Bockhorn, Tel.: 04456/899 58 45
www.gesundheits-und-ernaehrungs-trainer.de, Mail: gesundheits_und_ernaehrungs_trainer@arcor.de

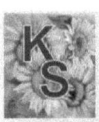

Laut einer Studie der Weltgesundheits-Organisation (WHO) kranken allein in Europa 25 Prozent aller Arbeitnehmer/innen an Burnout. In Deutschland gibt es laut offiziellen Stellen rund neun Millionen Burnout-Kranke. Tendenz: steigend! Experten sehen eine regelrechte Burnout-Welle auf Deutschland zurollen, die das ohnehin gebeutelte Gesundheitssystem nicht mehr bewältigen kann.

Mehr als zwei Millionen Deutsche nehmen sogenannte »Neuro-Enhancer« oder »Brain-Booster«, um mit den steigenden Arbeitsanforderungen und dem Leistungsdruck fertig zu werden. Dabei sind die Nebenwirkungen und das Suchtpotential erheblich, der Nutzen so fraglich wie bei vielen Nahrungsergänzungsmitteln. Gezieltes und nebenwirkungsfreies »Hirn-Doping« ist nach wie vor mehr fiction als science.

K. Schoefer, Dorfstr.4, 26345 Bockhorn, Tel.: 04456/899 58 45
www. gesundheits-und-ernaehrungs-trainer.de, Mail: gesundheits_und_ernaehrungs_trainer@arcor.de

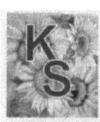

Gemäß <u>WHO</u> bringt eine Burnout-Erkrankung im Schnitt 30,4 Krankheitstage pro Jahr mit sich. Mehrmonatige Ausfallzeiten sind keine Seltenheit. Die direkten betriebswirtschaftlichen Kosten eines Burnout-Falls können z. B. bei einem IT-Leiter 50.000 Euro und mehr betragen. Dazu kommen Kosten für das Wiedereingliederungs-Management, Stellvertretung oder Stellen-Neubesetzung, ggf. Anwalts- oder Gerichtskosten.

Weitaus größerer Schaden entsteht den Unternehmen während der unproduktiven »Burnout-Inkubationszeit«, wenn die Krankheit noch nicht als solche erkannt und behandelt wird. Schätzungen der <u>Bundesanstalt für Arbeitsschutz und Arbeitsmedizin</u> (BAuA) zufolge liegen die betriebswirtschaftlichen Kosten, die durch unproduktiven Präsentismus (Präsenz – Anwesenheit) entstehen, ca. viermal so hoch wie die gerade erwähnten Absentismus-Kosten.

K. Schoefer, Dorfstr.4, 26345 Bockhorn, Tel.: 04456/899 58 45
www. gesundheits-und-ernaehrungs-trainer.de, Mail: gesundheits_und_ernaehrungs_trainer@arcor.de

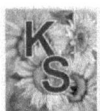

Wenn ein Leistungsträger wegen Burnout länger ausfällt, sind oft auch die von ihm betreuten Kunden-Beziehungen gefährdet. Springt ein wichtiger Kunde ab, kann dem Unternehmen schnell ein Millionen-Verlust entstehen.

Burnout betrifft alle Branchen.

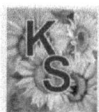

Wie kommt es zu einer Überforderung und dadurch zu Stress?

- Großer Leistungsdruck (von Außen oder von Innen: Beruf, Freizeit, Sport usw.)
- Gesellschaftliche Verunsicherung
- Medialen (Über-) Informationsflut
- Überflussgesellschaft mit der Gefahr des Überkonsums
- Mobbing und Bossing

K. Schoefer, Dorfstr.4, 26345 Bockhorn, Tel.: 04456/899 58 45
www. gesundheits-und-ernaehrungs-trainer.de, Mail: gesundheits_und_ernaehrungs_trainer@arcor.de

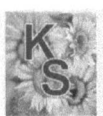

Wie entsteht Stress?

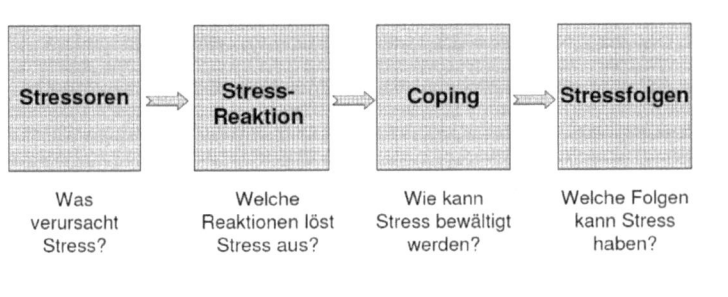

Stressoren	Stress-Reaktion	Coping	Stressfolgen
Was verursacht Stress?	Welche Reaktionen löst Stress aus?	Wie kann Stress bewältigt werden?	Welche Folgen kann Stress haben?

K. Schoefer, Dorfstr.4, 26345 Bockhorn, Tel.: 04456/899 58 45
www. gesundheits-und-ernaehrungs-trainer.de, Mail: gesundheits_und_ernaehrungs_trainer@arcor.de

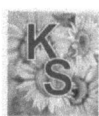

Das fehlende Gleichgewicht....

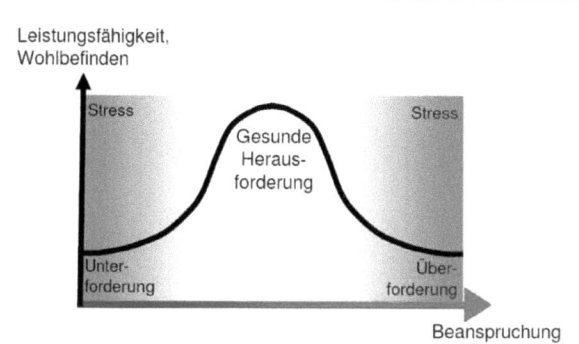

Stress = Fehlendes Gleichgewicht resultiert aus:
Unterforderung oder Überforderung

K. Schoefer, Dorfstr.4, 26345 Bockhorn, Tel.: 04456/899 58 45
www. gesundheits-und-ernaehrungs-trainer.de, Mail: gesundheits_und_ernaehrungs_trainer@arcor.de

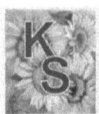

Stresssymptome - Auswirkungen

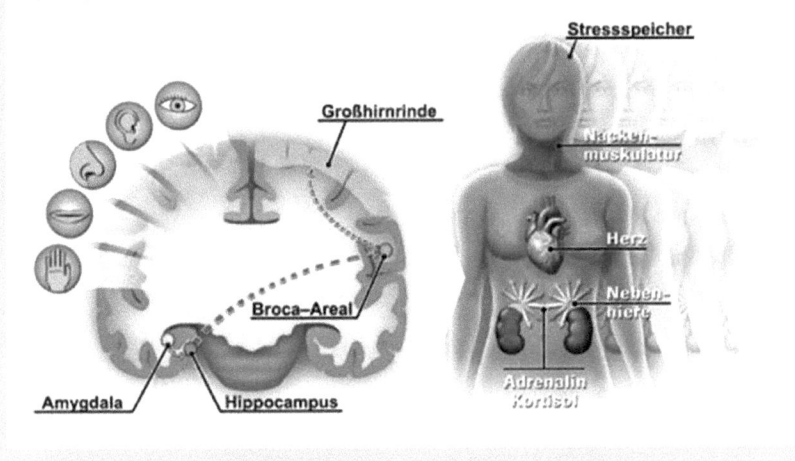

K. Schoefer, Dorfstr.4, 26345 Bockhorn, Tel.: 04456/899 58 45
www. gesundheits-und-ernaehrungs-trainer.de, Mail: gesundheits_und_ernaehrungs_trainer@arcor.de

Bildquelle: http://neuroimagination.com/wp-content/uploads/2015/02/neuroimagination_embodiment.png

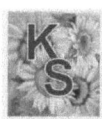

Stresssymptome - Auswirkungen

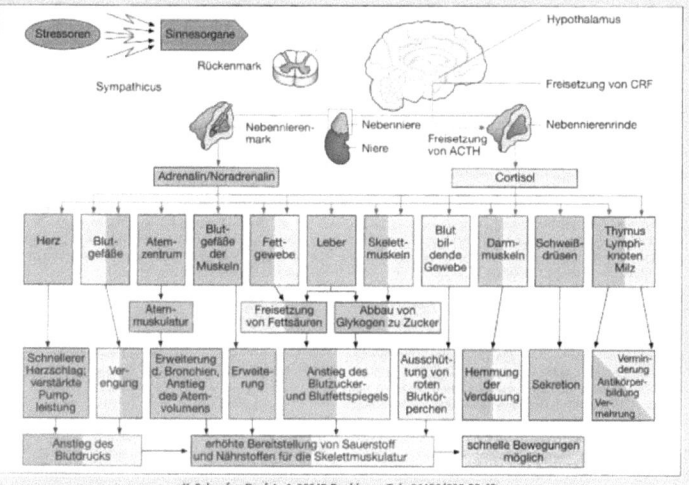

K. Schoefer, Dorfstr. 4, 26345 Bockhorn, Tel.: 04456/899 58 45
www. gesundheits-und-ernaehrungs-trainer.de, Mail: gesundheits_und_ernaehrungs_trainer@arcor.de

Bildquelle: http://www.bildungsstudio.de/inhalt/9.%20arbeiten_von_studierenden/stressmanagement/stress1.jpg

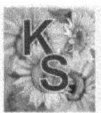

Typische psychische Folgeerkrankung bei chronischem Stress

- Burnout
- Depressionen
- Angststörungen
- Missbrauch von Tabak, Alkohol und Medikamenten
- Schlafstörungen

K. Schoefer, Dorfstr.4, 26345 Bockhorn, Tel.: 04456/899 58 45
www. gesundheits-und-ernaehrungs-trainer.de, Mail: gesundheits_und_ernaehrungs_trainer@arcor.de

46

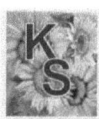

Typische somatische (körperliche) Folgeerkrankung bei chronischem Stress

- Herz- und Kreislauferkrankungen
- Kopfschmerzen
- Rückenschmerzen
- Magen- und Darmbeschwerden
- Erhöhte Infektionsgefahr
- Hauterkrankungen
- Bösartige Neubildungen

K. Schoefer, Dorfstr.4, 26345 Bockhorn, Tel.: 04456/899 58 45
www. gesundheits-und-ernaehrungs-trainer.de, Mail: gesundheits_und_ernaehrungs_trainer@arcor.de

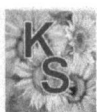

Schutzfaktoren beim Menschen

Das Gefühl der Verstehbarkeit

Nach der Theorie der Salutogenese unterteilt Antonovsky die Stimuli (Anreiz),
die auf jeden Menschen einwirken in 'Information' und 'Rauschen'.
Jemand, der die Stimuli aus der Umwelt als Information wahrnimmt,
kann die Welt als verstehbar und vorhersagbar wahrnehmen, wer nur Rauschen
wahrnimmt, wird dahinter unerklärliches, willkürliches Chaos vermuten.

Die erste Gemeinsamkeit solcher heilsamer Faktoren ist nach Antonovsky, dass sie den
Menschen helfen, ihre Umwelt sinnvoll zu verstehen. Die Anforderungen und Belastungen
werden von den betreffenden Menschen als **sinnvoll, geordnet und vorhersagbar**
verstanden.
Menschen mit einem hohem Gefühl der Verstehbarkeit können sich fast alle Ereignisse
erklären.

K. Schoefer, Dorfstr.4, 26345 Bockhorn, Tel.: 04456/899 58 45
www. gesundheits-und-ernaehrungs-trainer.de, Mail: gesundheits_und_ernaehrungs_trainer@arcor.de

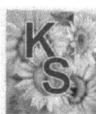

Schutzfaktoren beim Menschen

Das Gefühl der Machbarkeit

Das Machbarkeitsgefühl umschreibt die tiefgreifende Überzeugung, dass das Leben zu meistern ist. All die verschiedenen Anforderungen, die an den Menschen gestellt werden, machen Bewältigung notwendig.

Das Machbarkeitsgefühl ist das Gefühl, dass alle Ressourcen vorhanden sind, die dafür nötig sind, mit den vielen Stressoren des Lebens fertig zu werden. Zur Verfügung stehende Ressourcen können von einem selbst kontrolliert werden oder von anderen, die einem nahestehen, denen man vertraut: Partner, Eltern, Freunde u.s.w.

Das wird als "social support" (soziale Unterstützung) bezeichnet. "Die Dinge werden sich schon regeln" bzw. "Wir werden das Kind schon schaukeln" sind m.E. Redensarten, die den emotionalen Gehalt des Machbarkeitsgefühls gut umschreiben.

K. Schoefer, Dorfstr.4, 26345 Bockhorn, Tel.: 04456/899 58 45
www. gesundheits-und-ernaehrungs-trainer.de, Mail: gesundheits_und_ernaehrungs_trainer@arcor.de

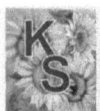

Schutzfaktoren beim Menschen

Das Gefühl der Bedeutsamkeit

Die Herausforderungen der Umwelt werden nicht als Belastung, sondern als Herausforderung verstanden.

Hier geht es um die Grundmotivation: Es reicht nicht, dass der Mensch die Herausforderung versteht und sich in der Lage fühlt, sie zu bewältigen, er muss es auch wollen. Das Bedeutsamkeitsgefühl hilft einem dabei, in schweren Situationen nicht zu verzweifeln, sondern frohen Mutes den Kampf wieder aufzunehmen. Diese dritte Komponente ist es, die motivierend wirkt.

Jemand, der diese Komponente nicht hat, gibt widerstrebend zu, dass es wichtige Dinge in seinem Leben gibt, aber nur, weil sie ihm ermüdende Lasten aufbürden, auf die er gerne verzichtet hätte.

K. Schoefer, Dorfstr.4, 26345 Bockhorn, Tel.: 04456/899 58 45
www. gesundheits-und-ernaehrungs-trainer.de, Mail: gesundheits_und_ernaehrungs_trainer@arcor.de

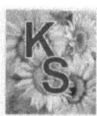

Schutzfaktoren beim Menschen

Das Kohärenzgefühl

Antonovsky definiert das Kohärenzgefühl folgendermaßen:

"Eine globale Orientierung, die das Ausmaß ausdrückt, in dem jemand ein durchdringendes, überdauerndes und dennoch dynamisches Gefühl des Vertrauens hat, dass erstens die Anforderungen aus der internalen oder externen Umwelt im Verlauf des Lebens strukturiert, vorhersagbar und erklärbar sind, und dass zweitens die Ressourcen verfügbar sind, die nötig sind, um den Anforderungen gerecht zu werden. Und drittens, dass diese Anforderungen Herausforderungen sind, die Investitionen und Engagement verdienen." (ANTONOVSKY, 1993 : 12)

Das Kohärenzgefühl ist kein spezieller 'Coping-Stil, (Bewältigungsstil), es ist nicht das 'Antibiotikum der Sozialmedizin', sondern es befähigt eine Person, in einer speziellen Situation eine spezifische erfolgversprechende Art des Coping auszuwählen. Je stärker das Kohärenzgefühl ist, desto erfolgreicher wird eine Person die unendlich vielen inneren und äußeren Stressoren bewältigen können.

K. Schoefer, Dorfstr.4, 26345 Bockhorn, Tel.: 04456/899 58 45
www. gesundheits-und-ernaehrungs-trainer.de, Mail: gesundheits_und_ernaehrungs_trainer@arcor.de

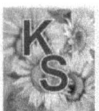

Schutzfaktoren der Umwelt

- Soziale Unterstützung und Integration
- Tragfähige zwischenmenschliche Beziehungen
- Indentifikationspersonen und positive Rollenmodelle
- Psychisch gesundes Umfeld (z.B. keine Überlastung od. Mobbing)
- Sozialer Frieden, Solidarität, Chancengleichheit
- Sinnstiftendes Arbeits- und Tätigkeitsfeld
- Handlungsspielräume in allen Lebensphasen und Lebensfeldern
- Stabile Gesellschaft mit guten Bildungs- und Gesundheitssystem

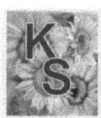

Der Zusammenhang von Körper und Seele

- Entspricht unserer Alltagserfahrung

- Ist wissenschaftlich gut belegt (z.B. Sportwissenschaften, Psychologie, Psycho-Neuroimmunologie)

- Der Körper holt sich unmittelbarer das, was er braucht

- Die Seele lässt sich längere Zeit missachten – und die Symptome werden dann oft auch noch somatisiert

K. Schoefer, Dorfstr.4, 26345 Bockhorn, Tel.: 04456/899 58 45
www. gesundheits-und-ernaehrungs-trainer.de, Mail: gesundheits_und_ernaehrungs_trainer@arcor.de

53

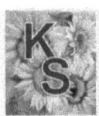

Methoden zur Unterstützung gegen Stress

Angewandte Gelotologie: Lachen und therapeutischer Humor (Fallbeispiel Norman Cousins)

Die rosarote Brille

Die Viererbande der Entspannung (konkrete Anwendung)

Emotionale Klarheit

Ernährung, Bewegung und Entspannung

K. Schoefer, Dorfstr.4, 26345 Bockhorn, Tel.: 04456/899 58 45
www. gesundheits-und-ernaehrungs-trainer.de, Mail: gesundheits_und_ernaehrungs_trainer@arcor.de

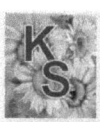

Methode I: Norman Cousins – Anwender der Gelotologie

Norman Cousins (1915-1990) Redakteur, Wissenschaftsjournalist, Autor,
Friedensaktivist

Anfangs der Siebzigerjahre erkrankte er an einer Spondylarthritis (Morbus Bechterew)
Diese Erkrankung bewirkt sehr starken Schmerzen.
Seine ärztlich prognostizierte Überlebenschance war 1:500.
Er kannte Berichte aus wissenschaftlichen Zeitschriften, in denen der unheilvolle Einfluss von
negativen Gemütszuständen auf das innersekretorische System des Menschen beschrieben wurde.
Umkehrschluss: Er bemühte sich systematisch, sich zum Lachen zu bringen. Nach ca. 10 Minuten
intensivem Lachen, ließen die Schmerzen nach Cousins wollte aber nicht nur positiv denken, sondern
eine Heiterkeit unmittelbar erleben, die »aus dein Bauch kommt« und die den gesamten Körper
erfasst.
Von besonderer Bedeutung war aber, dass seine allmähliche Genesung auch durch Laborbefunde
bestätigt werden konnte.
Er starb an Herzversagen am 30. November 1990 in Los Angeles und lebte somit 26 Jahre länger, als es
die Ärzte prognostiziert hatten.
Politisch war Cousins ein unermüdlicher Fürsprecher einer liberalen Grundhaltung. So engagierte er
sich für die Atomabrüstung und den Weltfrieden.

K. Schoefer, Dorfstr.4, 26345 Bockhorn, Tel.: 04456/899 58 45
www. gesundheits-und-ernaehrungs-trainer.de, Mail: gesundheits_und_ernaehrungs_trainer@arcor.de

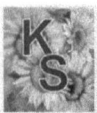

Methode II
Die rosarote Brille

K. Schoefer, Dorfstr.4, 26345 Bockhorn, Tel.: 04456/899 58 45
www. gesundheits-und-ernaehrungs-trainer.de, Mail: gesundheits_und_ernaehrungs_trainer@arcor.de

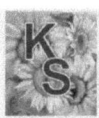

Anleitung zur rosaroten Brille

„Wenn Sie sich gedanklich eine rosarote Brille aufsetzen und die Welt durch diese betrachten, dann werden Sie feststellen, wie viel Kraft dieses kleine Gedankenspiel hat. Hier geht es um (...) die Bewertung von Geschehnissen, sodass sie uns entweder Energie liefern oder uns die Energie rauben können – es sind dieselben Ereignisse, nur anders durch uns bewertet. Es ist eine bewährte Methode, um durch den Alltag zu gehen. Ich spreche in diesem Zusammenhang nicht von tragischen Ereignissen, die unser Leben auch bereit hält, die aber zum Glück nicht alltäglich sind. Beim Gedankenexperiment der rosaroten Brille geht es ausschließlich um simple Alltagssituationen und nicht um einschneidende Lebensereignisse. Das wäre sonst purer Zynismus.

K. Schoefer, Dorfstr.4, 26345 Bockhorn, Tel.: 04456/899 58 45
www. gesundheits-und-ernaehrungs-trainer.de, Mail: gesundheits_und_ernaehrungs_trainer@arcor.de

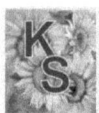

Anleitung zur rosaroten Brille

Setzen Sie sich also in Gedanken eine rosarote Brille auf und bewerten Sie nun alles - und es ist tatsächlich alles gemeint -, was Ihnen während eines Tages geschieht, ausnahmslos positiv (...). Also, nehmen Sie`s locker und lächeln Sie! Sie tun damit sich selbst und Ihren Mitmenschen und weit darüber hinaus Gutes.

Denn das allermeiste, was uns tagtäglich zustößt, ist tatsächlich weder der Rede wert noch Anlass genug, um uns aufzuregen. Konservieren Sie Ihre Lebensenergie lieber für Sinnvolles und für Dinge, die Ihnen Freude machen und wichtig sind. Verschwenden Sie Ihre Energie nicht wegen eines vergessenen Schlüssels, eines zerschlagenen Eies am Boden, eines Autobahnstaus oder eines vergessenen Geburtstags."

K. Schoefer, Dorfstr.4, 26345 Bockhorn, Tel.: 04456/899 58 45
www. gesundheits-und-ernaehrungs-trainer.de, Mail: gesundheits_und_ernaehrungs_trainer@arcor.de

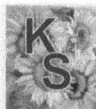

Methode III: Die Viererbande der Entspannung

- Fusssohlen spüren
- Schliessmuskel öffnen
- Bauchatmung
- Ein netter, freundlicher, lustiger Gedanke

© Dr.phil. Heinz Bolliger-Salzmann, Bern

K. Schoefer, Dorfstr. 4, 26345 Bockhorn, Tel.: 04456/899 58 45
www. gesundheits-und-ernaehrungs-trainer.de, Mail: gesundheits_und_ernaehrungs_trainer@arcor.de

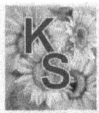

Methode IV: Die emotionale Klarheit

**Wonach wir streben sollten ist
angewandte bio-psycho-sozio-spirituelle
Gesundheit:**

Emotionale Klarheit

Mentale Flexibilität und affektive Stabilität

(Bolliger-Salzmann, 2014, S. 27)

K. Schoefer, Dorfstr. 4, 26345 Bockhorn, Tel.: 04456/899 58 45
www. gesundheits-und-ernaehrungs-trainer.de, Mail: gesundheits_und_ernaehrungs_trainer@arcor.de

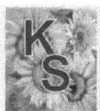

Die drei Fragen zur emotionalen Klarheit
«seelisches Shaping» (Verhaltensformung)

„Was tut mir gut?"

> Es ist nicht von vordergründigem und momentanem Nervenkitzel oder Konsum die Rede, sondern vom „Gut tun" auf einer übergeordneten Ebene.

„Was bin ich bereit zu tun?"

> Um den angestrebten Zustand zu erreichen, muss ich motiviert sein, etwas zu investieren

„Wie würde mein zukünftiges Ich in dieser Situation handeln?"

> Wir haben wohl alle Idealvorstellungen von uns, wie wir gerne wären. *Hier und jetzt* ist die nächste Gelegenheit, damit anzufangen. Sonst laufen wir Gefahr mit *Ödön von Horvath* (1901 - 1938) sagen zu müssen: „Eigentlich bin ich ganz anders – aber ich komme so selten dazu."
>
> (Bolliger-Salzmann, 2014, S. 27)

K. Schoefer, Dorfstr.4, 26345 Bockhorn, Tel.: 04456/899 58 45
www. gesundheits-und-ernaehrungs-trainer.de, Mail: gesundheits_und_ernaehrungs_trainer@arcor.de

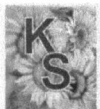

Methode V: Ernährung, Bewegung, Entspannung

- Eine ausgewogene Ernährung (saisonale, regionale und vollwertige Ernährung)
- Eine regelmäßige Bewegung
- Ausreichend Entspannung

Unterstützung für die richtige Umsetzung der Methode V erhalten Sie durch eine zertifizierte Gesundheits- und Ernährungsberaterin Ihres Vertrauens! Dafür stehe ich Ihnen gerne zur Verfügung!

K. Schoefer, Dorfstr.4, 26345 Bockhorn, Tel.: 04456/899 58 45
www. gesundheits-und-ernaehrungs-trainer.de, Mail: gesundheits_und_ernaehrungs_trainer@arcor.de

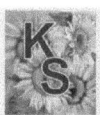

Das Wellness-Dreieck

Entspannung

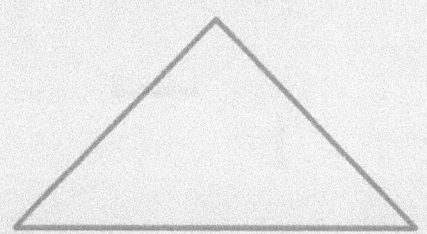

Bewegung   **Ernährung**

K. Schoefer, Dorfstr. 4, 26345 Bockhorn, Tel.: 04456/899 58 45
www.gesundheits-und-ernaehrungs-trainer.de, Mail: gesundheits_und_ernaehrungs_trainer@arcor.de

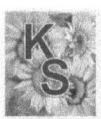

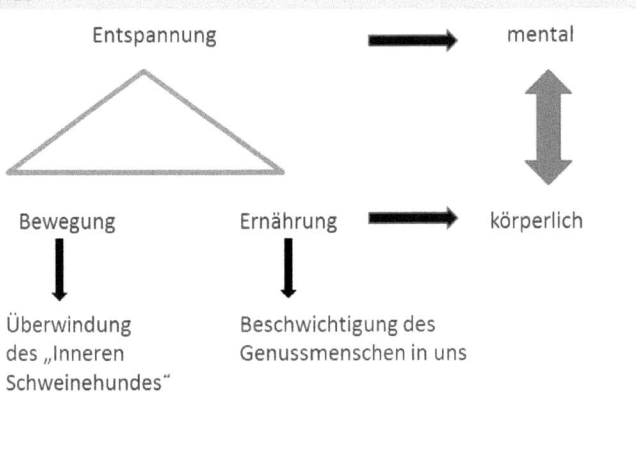

K. Schoefer, Dorfstr.4, 26345 Bockhorn, Tel.: 04456/899 58 45
www. gesundheits-und-ernaehrungs-trainer.de, Mail: gesundheits_und_ernaehrungs_trainer@arcor.de

14 Hallo Ihr Lieben, hier kommt ein Hinweis in eigener Sache!

Das Recherchieren und Ausarbeiten meiner Blog-Beiträge dauert länger als ich gedacht habe, sie sollen schließlich vernünftig zur Veröffentlichung aufbereitet erscheinen. Daher habe ich mich entschlossen bis auf weiteres wöchentlich einen bis zwei Beiträge in meinem Blog zu veröffentlichen, denn ich habe Euch noch so viel mitzuteilen und zu erzählen, also lasst Euch überraschen. Liebe Grüße Eure Katrin

15 Vitaminpräparate sind ein Multi-Milliarden Markt

Mit der freundlichen Genehmigung durch Herrn Prof. Dr. Dr. med. habil. Udo Rabast, darf ich Euch diesen sehr interessanten Artikel vorstellen.

Vitamine als Supplemente (die gezielte und ergänzende Aufnahme einzelner Nährstoffe, hier Vitamine neben der gewöhnlichen Nahrung) zur Lebensverlängerung.

Vitaminmangelzustände und durch sie ausgelöste Erkrankungen sind in unseren Breiten selten. Unter den empfohlenen Zufuhrmengen sind 98% der gesunden Personen in der Bevölkerung sicher versorgt. Fälschlicherweise wird eine Zufuhr unterhalb der Referenzwerte mit einer Unterversorgung gleichgesetzt. Dies ist nicht der Fall. Die Empfehlungen beinhalten so genannte Sicherheitszuschläge, mit denen eine zu geringe Zufuhr weitgehend verhindert wird. Mangelzustände finden sich allenfalls bei Erkrankten oder Menschen unter einseitiger Ernährung (Senioren jenseits des 65. Lebensjahres). Aber auch einseitig ernährte Adipöse können einen Vitaminmangel aufweisen, der die Substitution unter ärztlicher Kontrolle erfordern kann.

Der Gedanke, man könne mit einer hoch dosierten Zufuhr von Vitaminen positive Effekte erzielen ist bestechend.

Die Frage, ob antioxidativ wirksame Vitamine (z.B. Vitamin C, E, ß-Carotin) das Leben verlängern, wurde wiederholt gestellt. Mit Hilfe von Multivitaminpräparaten oder der gezielten Einnahme von Vitaminen versuchte man, körperliche und geistige Frische möglichst lange zu erhalten. Die mit Anti-Aging Programmen in den USA vermarkteten, hoch dosierten Vitaminpräparate sind ein Multi-Milliarden Markt.

Dennoch gibt es zum jetzigen Zeitpunkt keine Beweise, dass die Einnahme von Vitaminen die Entstehung maligner Tumore, Herzinfarkte, oder eine dementielle Entwicklung verhindern könnte. Die meisten Studien, in denen hoch dosiert Vitamin A, C, E und ß-Carotin verabreicht wurde, ergaben im Vergleich zu Placebo Behandlungen signifikant erhöhte Sterblichkeitsraten oder wiesen zumindest keine Vorteile gegenüber der Placebo Behandlung auf. In einer 2005 publizierten Studie führte die alleinige Gabe von 400 mg Vitamin E in einem Beobachtungszeitraum von 7 Jahren an 70.030 Patienten zu einer um 13% erhöhten Rate an Herzversagen.

Die Sichtung von 68 Studien, bei denen 230.000 Untersuchte berücksichtigt wurden, ergab für Vitamin E, ß-Carotin und Vitamin A eine Zunahme der Sterblichkeit um je 4%, 7% und 16%.
Für Vitamin C ergab sich kein Effekt, während sich für Selen ein positiver Effekt fand.
In einer Arbeit der Cochrane Library wurden 20 randomisierte klinische Studien mit insgesamt 211.818 Beteiligten verglichen. In der Behandlungsgruppe erhielten die Teilnehmer, bei denen es sich um Personen mit einem erhöhten Risiko für Tumoren des Magen-Darm-Traktes handelte, in unterschiedlichen Kombinationen und in unterschiedlicher Dosierung ß-Carotin, die Vitamine A, C, E und auch Selen. Über den Gesamtzeitraum wurden die Anzahl aufgetretener Tumore und die Gesamtsterblichkeit der Teilnehmer/Innen und einer Kontrollgruppe registriert.
Antioxidativ wirksame Vitamine zeigten keinen positiven Effekt. Einen gewissen Schutz konnte man nur für die Selengabe beobachten. Doch auch hier wies man darauf hin, dass die Zahlen der Bestätigung bedürfen.

Die Anzahl der Todesfälle in der Vitamingruppe überraschte. Sie lag bei 14%, in der Kontrollgruppe bei 11,2%. Die Autoren weisen eindringlich darauf hin, dass ein gesundheitsschädigender Effekt antioxidativ wirksamer Vitamine nicht auszuschließen ist und empfehlen antioxidativ wirksame Nahrungsergänzungsmittel als Pharmaka einzustufen und sie dem Arzneimittelgesetz zu unterstellen.

Selen war das Spurenelement, für das ein gewisser Schutz für die Entstehung von Tumoren als weitgehend gesichert galt. Insbesondere hinsichtlich der Verhinderung des Prostatakarzinoms galt es als wirksam. Auch hier sind Zweifel aufgekommen. 35.500 gesunde Männer erhielten mehr als 5 Jahre pro Tag 200 µg Selen oder Vitamin E, beide Substanzen oder ein Placebo. Die Untersuchung wurde 2008 gestoppt. Weder Vitamin E noch Selen senkten das Risiko für die Entstehung des Prostatakarzinoms. Andere Erkrankungen waren nicht vermehrt aufgetreten. Als Nachteil der Selensubstitution gilt: Es ist eine hoch toxische Substanz mit geringer therapeutischer Breite. Die Zufuhr erfolgt im Mikrogramm Bereich.

Auch bei einer in Norwegen durchgeführten Studie, bei der Vitamin B Präparate und Folsäure, zusätzlich zur üblichen Therapie, mit dem Ziel eingesetzt wurden die Re-Infarktraten zu senken, ergaben sich keine positiven Ergebnisse. Derartige Vitaminkombinationen werden vor allem bei Patienten mit erhöhten Homocysteinwerten im Blut eingesetzt. Die erhöhten Werte sollen normalisiert und so das Infarktrisiko gesenkt werden. Die Studie wurde vorzeitig abgebrochen, nachdem sich in einer anderen norwegischen Studie Hinweise auf einen negativen Effekt einer Folsäure-Vitamin B-Substitution ergeben hatte.

Zum gleichen Ergebnis kam eine 2008 veröffentlichte über sieben Jahre durchgeführte Studie (SEARCH Studie). Auch hier war die Vitamin B Substitution ohne positiven Effekt.

Die von 2008 publizierten Ergebnisse der Physicians Health Study II ergaben das Ende einer unnötigen Vitaminsubstitution. Nahezu 15.000 über 50-jährige US Ärzte hatten durchschnittlich acht Jahre jeden zweiten Tag 400 mg Vitamin E und/oder 500 mg Vitamin C eingenommen. Sowohl die Kombination beider Vitamine als auch die Gabe als Einzelsubstanzen erbrachte kein positives Ergebnis. Die Rate an Herzkranzgefäß- und anderen arteriosklerotischen Erkrankungen sank nicht. Als Folge der Vitamin E Einnahme war es sogar zu einer erhöhten Anzahl an Hirnblutungen (Schlaganfällen) gekommen.

Bedauerlicherweise bleiben alle Warnungen bislang weitgehend unbeachtet. Alle möglichen Vitamin- und Spurenelementcocktails werden von der Pharmaindustrie hergestellt und in Apotheken, Discountern und Supermärkten angeboten. Beim jetzigen Kenntnisstand kann man von einer unkontrollierten Einnahme nur abraten.

15.1 Vitamin D und erhöhte Erkrankungsraten

Vitamin D nimmt eine besondere Stellung ein. Seine Zufuhr mit der Nahrung ist nicht unbedingt erforderlich. Der Begriff Vitamin D steht für eine Reihe ähnlicher Stoffe, die Calciferole. Beim Menschen sind D2 (Ergosterol) und D3 (Cholecalciferol) bedeutsam.

Vitamin D wird auch beim Aufenthalt im Freien unter dem Einfluss von ultravioletten Strahlen der Sonne in der Haut gebildet.

Die ausreichende Versorgung mit Vitamin D ist für die Verhinderung der Knochenbrüchigkeit (Osteoporose) wesentlich. Empfohlen wird eine Serumkonzentration von 20 besser 30 ng/ml.

Um den Bedarf zu decken, so das Robert Koch Institut, müssen täglich zwischen 400 und 800 I.E. (Internationale Einheiten) Vitamin D zugeführt werden.

Grundlage für diese Empfehlung sind bei mehr als 4.000 Menschen veranlasste Messungen des Vitamin D-Spiegels im Blut. 58 % der Frauen und 57 % der Männer wiesen zu niedrige Serumkonzentrationen auf. Als ursächlich gelten Stadtleben, demografischer Wandel, geringer Aufenthalt im Freien, Luftverschmutzung, globale Verdunklung und altersbedingte Abnahme der Vitamin D-Bildung. Untersuchungen weisen auch auf einen Zusammenhang von niedrigem Vitamin D-Spiegel und dem Auftreten von Diabetes mellitus, Bluthochdruck, Immunschwäche und bestimmten Krebserkrankungen hin. Niedrige Vitamin D-Spiegel waren auch mit einer erhöhten Gesamtsterblichkeit und einer erhöhten Sterblichkeit für Herz-Kreislauferkrankungen verbunden.

Die DGE sieht durch die moderne Art der Freizeitgestaltung die ausreichende Vitamin D-Bildung durch Sonnenlicht nicht mehr als gegeben an. Außerdem wird in der Haut älterer Menschen durch ein Nachlassen der Enzymaktivität nur noch wenig Vitamin D gebildet. Vor allem in den Wintermonaten wird durch einen geringeren Kontakt des Körpers mit der Sonne weniger Vitamin D gebildet. Bei Babys und kleinen Kindern führt ein Vitamin D-Mangel zur "Englischen Krankheit", der Rachitis (Knochenerweichung), im späteren Alter kommt es zur Osteoporose. Kinder wurden deshalb früher mit dem wenig schmackhaften Lebertran gequält. Heute gelingt die Vitamin D Zufuhr auf einfache Weise mit einer kleinen Tablette.

Die generelle Substitution von Vitamin D wird vom Robert Koch Institut empfohlen. Die DGE schränkt die Empfehlung auf den älteren Menschen ein. Eine gute Vitamin D-Versorgung bzw. – Supplementation kann bei älteren Menschen, und nur bei diesen, wahrscheinlich das Risiko für Stürze, Knochenbrüche, Funktionseinbußen und den vorzeitigen Tod verringern. Eine Vitamin D-Gabe ist somit bei diesen Menschen sinnvoll. Auch hier gilt es zu bedenken, dass bisher mit der Gabe eines einzelnen Vitamins keine positiven Effekte erzielt werden konnten. Es muss offenbleiben, ob es nicht sinnvoller ist, die Vitamin D Konzentration im Blut durch regelmäßigen Verzehr von Seefisch und der Steigerung der Freizeitaktivitäten im Freien zu erhöhen.

15.2 Welche Nahrungsmittel enthalten reichlich Vitamin D?

Die Palette an Vitamin-D-reichen Nahrungsmitteln ist beschränkt. Reichlich Vitamin D enthalten fette Meeresfische wie Lachs, Makrelen, Sardinen sowie Fischöl (Lebertran), geringere Mengen finden sich in Eigelb, Pilzen und Leber. Erstaunlich ist die ausgesprochen dunkle Hautfarbe der Inuit, obwohl sie weit nördlich wohnen und die Sonneneinstrahlung extrem gering ist. Erklärt wird dies durch die Art der Ernährung (fetter Seefisch). Einwanderer aus Ländern mit reichlich Sonneneinstrahlung sollten beim Umzug in sonnenarme Länder auf die ausreichende Vitamin D- Zufuhr achten. Ihre dunklere Hautfarbe schützt sie normalerweise vor einer zu ausgeprägten Vitamin D-Bildung durch Sonneneinstrahlung. Dieser Schutz besteht auch bei geringer Sonneneinstrahlung. Sie bilden daher bei gleicher Sonneneinstrahlung weniger Vitamin D als hellhäutige Menschen.

15.3 Fazit:

Die normale Mischkost versorgt uns mit allen lebenswichtigen Vitaminen. Lediglich bei extrem einseitiger Ernährung oder bei bestimmten, schweren Erkrankungen kann die gezielte Verabreichung notwendig werden. Abzuraten ist von der ungezielten, hoch dosierten, weit über dem Bedarf liegenden Einnahme von Vitaminen. Hier muss mit negativen Effekten, einschließlich vorzeitigen Todesfällen gerechnet werden. Eine neuere Untersuchung, bei der Vitamine in der Höhe der täglichen Empfehlung zusätzlich eingenommen wurden, führte zu keinen nachteiligen Wirkungen, erbrachte aber auch kein positives Ergebnis.

Ernsthaft diskutiert wird der positive Effekt einer regelmäßigen Vitamin D-Substitution. Die zusätzliche Einnahme von Vitaminpräparaten wird vom Robert Koch Institut aufgrund vorliegender Untersuchungsergebnisse empfohlen. Die Deutsche Gesellschaft für Ernährung (DGE) schränkt die Empfehlung auf den älteren Menschen ein. Eine gute Vitamin D-Versorgung bzw. -Supplementation kann bei älteren Menschen, und nur bei diesen, wahrscheinlich das Risiko für Stürze, Knochenbrüche, Funktionseinbußen und den vorzeitigen Tod verringern.

Quelle: Prof. Dr. Dr. med. habil. Udo Rabast
Gesundheit, langes Leben und Ernährung
Umschau Verlag 2010 ISBN: 978-3-930007-24-0

16 Schafmilchcreme einfach selber herstellen!

Das Wochenende naht und wenn ich so rausschaue und dem Wetterbericht folge, dann stelle ich mit Freude fest, dass das kommende Wochenende zum Grillen einlädt.

Am besten zwei bis drei Tage vor dem Wochenende besorge ich Schafskäse und Schafmilchjoghurt, die Grundlage für meine Dips zum Grillen.
Ihr kennt doch sicherlich alle die türkischen bzw. griechischen Stände im Supermarkt, wo es all die schönen Leckereien wie Oliven, getrocknete Tomaten usw. und eben auch die Schafskäsedips zu kaufen gibt. Da die Dips so lecker sind, wird gerne mal zugeschlagen, was sich wiederum auf den Inhalt des Geldbeutels negativ auswirkt. Also habe ich angefangen diesen Dip selber herzustellen.
Dabei habe ich festgestellt, wie einfach die Zubereitung ist und ich dabei auch noch richtig Geld sparen kann. Außerdem weiß ich genau, welche Inhaltsstoffe in meine Dips sind.

Dazu brauche ich:

- 500 gr. Schafmilchkäse (in Salzlake eingelegt)
- 1/2 Becher Schafmilchjogurth (pro Becher 200 gr.)
- 1 Zitrone (Saft einer Zitrone)

Alles zusammen mit einem Stabmixer bzw. Zauberstab pürieren, bis eine Creme entstanden ist.
Dann ist die Grundmasse schon fertig! Daraus mache ich mehrere kleinere Portionen und lasse dann meiner Kreativität freien Lauf.

Nun ist Eure Kreativität gefragt, Ihr könnt diese Creme ergänzen mit z.B.:

- Salz könnt Ihr dazugeben, ist aber nicht nötig, da der Käse aus der Salzlake kommt
- Getrockneten Tomaten und Tomatenmark
- Knoblauch und Zwiebeln
- Kräutern und Gewürzen
- Chili, Ingwer, Pfeffer und Kurkuma
- Geraspelte Gurken und/oder frische Tomaten

Oder was haltet Ihr von einer süßen Variante? Dazu einfach in die Grundmasse Honig, Agavensirup oder Ahornsirup geben, je nach Geschmack.
Entweder nur süß lassen, oder mit Curry abschmecken.

Alles was Euch so einfällt und worauf Ihr Appetit habt.

Die fertigen Dips in Schraubgläser füllen, im Kühlschrank schön durchziehen lassen und dann lasst es Euch schmecken!

Diesen Schafskäse und den Schafmilchjogurth bekommst Ihr z.B.: bei Familia, Combi, Lidl und Aldi.

Mein Grillfleisch hole ich beim Metzger meines Vertrauens, das ist die Fleischerei Kuper, Uhlhornstraße 3, 26345 Bockhorn.
Ich empfehle Euch, gerade zum Wochenende Eurer Grillfleisch vorzubestellen. Das Grillfleisch und vor allem die frischen Grillbratwürstchen finden einen reißenden Absatz.

Mein Geflügel-Grillfleisch hole ich beim Geflügelhof meines Vertrauens und das ist der Onken´s Hof, Astede 59, 26340 Neuenburg.
Ab-Hof-Verkauf von Frischgeflügel und Geflügelspezialitäten jeden Freitag von 15:00 bis 18:00 Uhr.
Wenn ich größere Mengen an Geflügel-Grillfleisch brauche, dann bestelle ich meinen Einkauf vor.

Ihr glaubt gar nicht, wie viel Platz die Hühner dort auf den riesigen Wiesen haben, alleine der Anblick lohnt schon einen Besuch beim Onken Hof, am besten mit Kind und Kegel, dort auf dem Hof gibt es immer wieder etwas zu entdecken.

17 Heute habe ich Ghee-Kokosöl-Fett und einen neues Apfelkuchen-Rezept gekocht und gebacken - EINFACH UND LECKER!

Das Wetter heute hat nicht zum Sonnen eingeladen, also ab in die Küche zum Kochen und Backen.

17.1 Mein Ghee-Kokosöl-Fett

Nehmt bitte ungesalzene Butter, wenn es möglich ist, aus artgerechter Tierhaltung. Dann bringt Ihr 8 Päckchen Butter in einem Topf langsam zum Köcheln.
Lasst die Butter sanft köcheln, bis das Wasser vollkommen verdampft und das ausgefällte Eiweiß am Boden bräunlich abgesackt ist. Zwischendurch den Schaum an der Oberfläche
abschöpfen und entsorgen.
Je langsamer und behutsamer Ihr den Herstellungsprozess durchführt, desto reiner das Ghee.
Nach dem Klären der Butter gießt Ihr die Flüssigkeit durch einen Kaffee- oder Teefilter, es geht auch ein Baumwolltuch.
Dann gießt Ihr die Flüssigkeit zurück in den gereinigten Topf und fügt dem Ghee 1 Kilo Kokosöl hinzu.
Kurz anwärmen und gut vermengen. Dann könnt Ihr die fertige Mischung in Schraubgläser abfüllen.
Dazu habe ich mir 4 Gläser mit einem Liter Inhalt besorgt.
3 Gläser kommen in meinen Vorratsschrank und ein Glas bleibt in meiner Küche für den sofortigen Gebrauch.

Butter kann durch Ghee ersetzt werden. Dies gilt insbesondere für Menschen mit hohem LDL-Cholesterin, aber auch als Prophylaxe ist Ghee angezeigt,
da es reinigend, gewebeerhaltend und entgiftend wirkt.

100 gr. Ghee enthalten 99,8 gr. Butterfett, davon sind in ihm 29% einfach gesättigte und knapp 5% mehrfach ungesättigte Fettsäuren, die Vitamine A, D und E, Carotin und 100 mg Restwasser enthalten.

Das Ghee-Kokosöl-Fett könnt Ihr überall einsetzen, wo Ihr bisher Butter eingesetzt habt, z.B.: zum Backen und zum Kochen (Verfeinern von Gemüse), Frittieren, als Brotaufstrich usw.
Solltet Ihr den Kokosgeschmack nicht mögen, dann könnt Ihr den Anteil des Kokosöls bei der Herstellung einfach verringern.

17.2 Mein neues Apfelkuchenrezept

* 600 g Dinkel - oder Weizenvollkorn, gemahlen
* 350 g Wasser
* 1 Päckchen frische Hefe oder 1 Beutelchen Trockenhefe f. 500 g Mehl
* Honig, Agavendicksaft oder Ahornsirup
* 1 Prise Meersalz

* 8 Äpfel
* Zimt
* Agavensirup

Gehen lassen und dann noch einmal durchkneten und auf einem Backblech verteilen. Auf den Teig habe ich dann eine dünne Schicht Agavendicksaft verteilt.
8 Äpfel entkernen und nicht schälen, die Äpfel werden gewürfelt und auf den Teig verteilt.
Als letztes habe ich die Apfelwürfel ordentlich mit Zimt bestreut und das ganze zum Abschluss nochmals mit einer dünnen Schicht Agavendicksaft versehen.
25-30 Min. in den auf 150 Grad vorgeheizten Backofen (Umluft) backen und fertig GUTEN APPETIT!!

18 Arsen im Reis ?!?!?!

Meine Mail vom 01.09.2015 an Reishunger.de

Hallo liebes Reishunger-Team,
was haltet Ihr von dem folgenden Artikel:
Vor kurzem ging eine Warnung durch die Presse: Reiswaffeln und Reisprodukte können in hohen Konzentrationen mit Arsen belastet sein und sollten von Kleinkindern nicht verzehrt werden. Auch wir berichteten darüber.
Diese beunruhigende Meldung verunsicherte viele Eltern und sie fragten sich, ob Sie denn jetzt den Kindern auch keinen Reis mehr geben dürften.
Eva Bell von der Verbraucherzentrale Berlin nahm dazu Stellung:
"Neueste Untersuchungsergebnisse haben gezeigt, dass sowohl Reis als auch Reisprodukte recht häufig mit Asen belastet sein können".
Arsen ist eine giftige Substanz, die in größeren Mengen krebserregend ist, es kann zu Gefäß- und Nervenschäden kommen.
Eine unbedenkliche Aufnahmemenge ist bis heute noch nicht festgelegt worden.
Referenz: Berliner Morgenpost, 15.08.2015:
Ernährung - ist normaler Reis auch mit Arsen belastet

Wie sieht es aus, mit dem Reis von Euch, den ich sehr häufig auf meinen Esstisch bringe?
Liebe Grüße Katrin

Die Antwort von Reishunger.de kam prompt am 02.09.2015, diese Antwort möchte ich Euch nicht vorenthalten!

Hallo Katrin,
vielen Dank für Deine Nachricht. Dass im Reis -wie auch in anderen Lebensmitteln- anorganisches Arsen enthalten kann ist richtig.
Wichtig ist, dass man sich nicht nur ausschließlich oder in großen Mengen (mehrmals täglich Vollgerichte z.B.) von einem Produkt ernährt.
Eine ausgewogene und abwechslungsreiche Ernährung ist immer noch die beste Wahl.

Bei den Reissorten die auf dem deutschen Markt vertrieben werden, muss auf den festgelegten Grenzwert von Arsen im Reis geachtet werden.
Die einzelnen Sorten werden grundsätzlich vor dem Ex-, bzw. Import bereits getestet, wobei herausgefunden wurde, dass der Gehalt von Arsen im Reis deutlich unter den festgelegten Höchstwerten liegt.
Eine Gefahr geht somit nicht aus.

Es gibt keine Reissorte, die "arsenfrei" ist. Da Reis grundsätzlich im Wasser wächst, enthält das Korn an sich auch automatisch einen kleinen Anteil Arsen.

Ich hoffe das beantwortet Deine Frage.
Liebe Grüße & noch einen schönen Tag!
Lena

19 Osteoporose durch Chemotherapie, Cortisonbehandlung, genetische Veranlagung, Hormonabbau in den Wechseljahren, Fehlernährung sowie Bewegungsmangel und meine Meinung dazu!

Quelle: Presseinformation: Presse, DGE aktuell 13/2008 vom 09. Dezember
DGE aktuell

19.1 Knochen stärken – aber richtig!

(dge) An Osteoporose leiden knapp 8 Millionen Menschen in Deutschland. Werden Betroffene und deren Angehörige mit der Diagnose konfrontiert, bleiben viele Fragen offen. Das Wort Osteoporose stammt aus dem Griechischen und bedeutet Knochenschwund (osteo = Knochen; poros = Loch). Die Knochen verlieren an Festigkeit und Stabilität. Die Erkrankung bleibt lange Zeit unbemerkt, denn die Symptome zeigen sich meist erst im fortgeschrittenen Lebensalter. Einschränkungen in Bewegungsabläufen wie Stehen oder Laufen, verbunden mit starken Rückenschmerzen sind erste mögliche Anzeichen. Bei einer nicht frühzeitig behandelten Osteoporose steigt das Risiko für Knochenbrüche.

19.2 Hintergrundinformation

1. Welche Ursachen gibt es und kann ich die Erkrankung verhindern?
Meist liegt eine erbliche Veranlagung zugrunde. Eine Reihe von Faktoren begünstigt zusätzlich den Knochenverlust. Hierzu zählen Hormonmangel, z. B. mangelnde Östrogenbildung nach den Wechseljahren, unzureichende mechanische Belastung aufgrund mangelnder Bewegung (auch bei Bettlägerigkeit oder körperlicher Behinderung), Fehl- und Mangelernährung insbesondere eine Unterversorgung mit Calcium, Vitamin D und K, Untergewicht, Langzeittherapie mit bestimmten Medikamenten (z. B. Cortison) sowie starkes Rauchen (über 20 Zigaretten pro Tag).

Wer sich schon von Kindes Beinen an bedarfsgerecht ernährt, sich viel bewegt und regelmäßige Aufenthalte im Freien genießt und somit ein starkes „Knochenkonto" aufbaut – der profitiert im Alter davon.

2. Calcium stellt einen wichtigen Baustein in der Prävention von Osteoporose dar. Wie viel Calcium brauche ich?
Die DGE empfiehlt eine tägliche Aufnahme von 1 000 mg für Erwachsene. Diese Menge kann erreicht werden mit 150 ml fettarmer Milch, 1 Becher Joghurt (150 g), 2 Scheiben Käse (60 g), einer Portion Brokkoli (200 g) und 500 ml calciumreiches Mineralwasser. Dabei ist es sinnvoll, die Calciumaufnahme über den ganzen Tag zu verteilen. In der Pubertät unterliegen die Knochen einem enormen Wachstum, deshalb sollten Jugendliche zwischen 13 und unter 19 Jahren 1 200 mg Calcium pro Tag aufnehmen.

3. Ballaststoffe binden Calcium. Muss ich deshalb auf Vollkornprodukte und Müsli verzichten?
Einige Inhaltsstoffe von pflanzlichen Lebensmitteln wie Phytate oder Lignine verringern die Aufnahme von Calcium. Allerdings ist die hemmende Wirkung bei üblichen Essgewohnheiten praktisch zu vernachlässigen. Vollkornprodukte und Müsli haben den Vorteil, dass sie im Vergleich zu Weißmehlprodukten nicht nur mehr Ballaststoffe, sondern auch mehr Calcium enthalten.

4. Warum ist eine gute Versorgung mit den Vitaminen D und K gerade für ältere Menschen nötig?
Vitamin D sorgt für die Aufnahme von Calcium aus dem Darm in das Blut und für die Einlagerung des Mineralstoffs in die Knochen. Der Körper stellt Vitamin D unter Einwirkung des Sonnenlichts in der Haut selbst her, allerdings reicht die Sonnenlicht in bestimmten Monaten kaum aus, ausreichend Vitamin D zu bilden. Bei älteren Menschen kommt hinzu, dass ihre Haut mit fortschreitendem Alter immer weniger Vitamin D bilden kann. Eine suboptimale Vitamin D-Versorgung trägt somit zur Entstehung der Osteoporose im Alter bei. Nur wenige Lebensmittel wie Hering, Makrele, Lachs, Thunfisch, Eigelb und mit Vitamin D angereicherte Margarine enthalten Vitamin D in nennenswertem Umfang. Ob im Alter eine Supplementierung mit Vitamin D sinnvoll ist, sollte daher mit dem Arzt besprochen werden.

Kohlgemüse und grünes Blattgemüse liefern Vitamin K. Es ist an der Bildung verschiedener knochenspezifischer Proteine beteiligt. Ein Vitamin-K-Mangel geht mit erniedrigten Knochendichte und erhöhtem Risiko für Knochenbrüche einher.

5. Warum ist Bewegung so wichtig?
Aktive Muskelkontraktion hat einen bedeutenden Einfluss auf die Knochenentwicklung und folglich auf die Knochengesundheit. Zur Prävention der Osteoporose sind Aktivitäten geeignet, die die Muskelkraft steigern und den Knochen physiologisch belasten. Dazu zählen z. B. bewegungsorientiertes Krafttraining, sowie regelmäßiges Laufen oder Wandern. Sportarten wie Tanzen und Gymnastik schulen zusätzlich auch die Koordination. Am besten täglich 30 min bewegen.

6. Ich habe eine Milchzuckerunverträglichkeit. Welche Alternativen gibt es, um meinen Calciumbedarf zu decken?
Alternativen stellen laktosefreie Milch und Milchprodukte dar. Auch Hartkäse wie Parmesan, Bergkäse, Greyerzer, Emmentaler und Sauermilchprodukte wie Joghurt werden zumindest in kleinen Mengen häufig vertragen. Um die Calciumbilanz aufzubessern, eignet sich auch calciumreiches Gemüse (Grünkohl, Brokkoli, Fenchel, Lauch, Spinat) und Mineralwasser mit mehr als 150 mg Calcium/l. Auch Sojagetränke oder Fruchtsäfte können, sofern sie mit Calcium angereichert sind, zur Bedarfsdeckung beitragen. Ist es nicht möglich, die Calciumversorgung über die Nahrung sicherzustellen, ist der Einsatz von Calciumpräparaten sinnvoll. Dies ist jedoch in jedem Fall mit dem Arzt zu besprechen.

7. Wie viel Kaffee ist erlaubt? Macht es einen Unterschied, ob der Kaffee mit (viel) Milch getrunken wird oder schwarz?
Regelmäßiger Kaffeekonsum galt als Risikofaktor für die Entstehung einer Osteoporose. Als Grund wurde vor allem eine erhöhte Calciumausscheidung ausgelöst durch das Koffein angesehen. Kontrollierte Studien haben jedoch ergeben, dass ein mäßiger Kaffeegenuss (3-4 Tassen/Tag) bei ausreichender Calciumversorgung nicht zu einer negativen Calciumbilanz führt. Die Gewohnheit in südeuropäischen Ländern, Kaffee mit viel Milch zu trinken, ist vor dem Hintergrund der besseren Calciumversorgung und der Steigerung des Milchkonsums als positiv anzusehen.
Quelle: Presseinformation: Presse, DGE aktuell 13/2008 vom 09. Dezember

19.3 Meine Meinung dazu sieht wie folgt aus:
Wichtig wäre meiner Meinung nach eine begleitende Medikation bei:
einer nachgewiesenen genetischen Veranlagung
während und nach einer Chemotherapie
während und nach einer Cortisonbehandlung
während des Hormonabbaus in den Wechseljahren

mit:
Calcium
Folsäure
Vitamin K
Vitamin D3 mind. 2.000 i.E.

Alle Patienten, die die folgenden Kriterien erfüllen, sollten standardmäßig eine Blutuntersuchung bekommen. Ein optimaler Vitamin-D-Gehalt im Blut liegt bei 40 bis 80 Mikrogramm pro Liter. Aufgrund der fehlenden Sonneneinstrahlung in den Wintermonaten sinkt er gelegentlich auf unter 20 Mikrogramm pro Liter. Nur bei einem optimalen Blutwert von Vitamin D im Blut erfüllt es wichtige Funktionen im Körper.

19.4 Kriterien zur Entstehung von Osteoporose:
Genetische Veranlagung
Chemotherapie
Cortisonbehandlung
Hormonabbau in den Wechseljahren
Fehlernährung
Bewegungsmangel
Genussgift wie z.B.: Nikotin

Ich wünschte mir im Interesse aller betroffenen Patienten, dass die Forschung sich mehr um dieses Thema kümmert und Studien vorlegt, die genau die oben genannten Kriterien belegen. Aus meiner Erfahrung mit onkologischen Patienten weiß ich, dass bei den meisten Patienten durch die Chemotherapie, die Knochengesundheit leidet.

20 Kartoffelgemüsepüree, schnell, preiswert, kalorienarm, soooo lecker und gesund!

Ein Mittagessen, schnell, preiswert, kalorienarm und soooo gesund! Heute hatte ich nicht viel Zeit, aber mächtig Hunger. Da habe ich mir folgendes Rezept ausgedacht:

- Kartoffeln
- Sellerie
- Karotten

waschen, schälen und würfeln

- Zwiebeln
- Knoblauch
- Ingwer
- Chilischote

klein schneiden und mit dem gewürfelten Gemüse in einen Topf geben.

Ich habe extra keine Mengenangaben gemacht, da Ihr selbst am besten wisst, welche Menge an Eintopf gegessen wird.

Wasser in den Topf geben, aber nur so viel, dass das Gemüse zur Hälfte mit dem Wasser bedeckt ist. Dann habe ich noch einen Esslöffel Rotes Bio Palmöl (enthält viel natürliches Vitamin A und E) und einen Esslöffel Ghee-Kokosöl (siehe Blogbeitrag vom 01.09.2015) hinzugefügt.

Alles zusammen bissfest kochen und dann mit einem Kartoffelstampfer kleindrücken, aber nur so klein, dass in dem Gemüse noch Stücke sind. Ganz zum Schluss habe ich noch meine Gewürzmischung aus Kurkuma, Pfeffer und Chili (siehe Blogbeitrag vom 01.08.2015) mit dem Kartoffelgemüsepüree vermengt.

Wer mag, kann Fleischbällchen (aus Rind- oder Lammfleisch) dazugeben. Die Fleischbällchen können auch vegetarisch zubereitet werden, indem Ihr Tofu würfelt und in Sojasoße einlegt. Die Fleischeinlage oder die Vegetarische Einlage könnt Ihr ganz zum Schluss in dem fertigen Kartoffelgemüsepüree gar ziehen lassen.

Fertig ist der Eintopf!

21 Hat Euch mein Kartoffelgemüsepüree geschmeckt? Dann stellen wir jetzt gekörnte Gemüsebrühe her!

Für die Zubereitung unserer selbst hergestellten gekörnten Gemüsebrühe gebe ich Euch hier viele Supertipps!

Bevor ich Gemüse verarbeite, wasche ich das Gemüse mit Wasser ab, auch Kartoffeln.

Die Schalen, Strünke und andere Abschnitte und Reste der folgenden Gemüsearten

- Blattgemüse wie z.B. Mangold
- Blütengemüse wie z.B. Blumenkohl
- Fruchtgemüse wie z.B. Gurken
- Knollengemüse wie z.B. Sellerie
- Kohl wie z.B. Broccoli und
- Zwiebelgemüse wie z.B. Frühlingszwiebeln

werden von mir nach dem Säubern und Schälen des Gemüses in einer Tiefkühlschublade gesammelt.
Ist die Tüte voll genug (ich warte immer bis ich einen 6 Liter Tiefkühlbeutel voll habe), lasse ich die Gemüsereste auftauen.
Nach dem Auftauen raspele ich die Gemüsereste so klein wie möglich (z.B. so wie das Raspeln der Kartoffeln für Kartoffelpuffer).

Dann vermenge ich die geraspelte Masse mit der gleichen Menge Himalaya Kristallsalz fein (Ihr könnt auch jedes andere Salz nehmen - über das Thema Salz schreibe ich mal einen eigenen Blog-Beitrag).
Die Masse wird dann ganz dünn auf ein Backblech (mit Backpapier auslegen) gestrichen.

Ich nehme zum Trocknen mein Sedona Combo Dörrgerät. Diesen bekommt Ihr bei PGS (den LINK findet Ihr auf meiner Homepage unter INTERESSANTE LINK's). Was ich sonst noch so alles mit meinem Sedona Combo Dörrgerät anstelle, werde ich Euch in einem eigenen Blog-Beitrag erzählen.

Wenn Ihr die Trocknung in Eurem Herd vornehmt, dann stellt bitte 40 Grad C ein. Einen Kochlöffel zwischen Rahmen und Backofentür stecken, damit durch diesen schmalen Spalt das Wasser verdunsten kann. Den Backofen in diesem Zustand laufen lassen, bis die Gemüse-Salzmischung ganz ausgetrocknet ist. Am besten lasst Ihr den Herd über Nacht laufen. Bei einem Umluftherd könnt Ihr bis zu 5 Backbleche mit der Masse dünn bestreichen, dann spart Ihr Zeit und Geld (Stromkosten) und habt gleich einen großen Vorrat.

Nach der Trocknung breche ich die getrockneten Gemüse-Salz-Platten in kleiner Stücke und zermahle diese dann ganz fein in meinem Personal Blender PB-250 XL. Diesen bekommt Ihr auch bei PGS (den LINK findet Ihr auf meiner Homepage unter INTERESSANTE LINK's). Was ich sonst noch so alles mit meinem Personal Blender PB-250 XL anstelle, werde ich Euch in einem eigenen Blog-Beitrag erzählen.
Es geht aber auch eine Kaffeemühle. Wie fein Ihr Eure gekörnte Gemüsebrühe haben wollt, das liegt daran, wie lange Ihr das Mahlgut mahlt.
Luftdicht in einem Schraubglas verschließen und?

FERTIG IST EURE GEKÖRNTE GEMÜSEBRÜHE!

Die Vorteile der selbst hergestellten gekörnten Gemüsebrühe gegenüber der gekauften Gemüsebrühe liegt auf der Hand, schaut selbst :-)

Der Biomüll wird entlastet.
Der Geschmack lässt kaum Wünsche offen.
Die Haltbarkeit gegenüber der gekauften gekörnten Gemüsebrühe ist länger.
Die Anzahl der Inhaltsstoffe ist überschaubar.
Die Inhaltsstoffe sind uns bekannt.
usw.

Und Ihr wisst welche Inhaltsstoffe in Eurer gekörnten Gemüsebrühe enthalten sind, nämlich:
Gemüse und Salz!

Die gekaufte gekörnte Gemüsebrühe beinhaltet:
Jodsalz, Geschmacksverstärker (Mononatriumglutamat, Dinatriumguanylat, Dinatriuminosinat), Aroma (mit Weizen, Sellerie), pflanzliches und gehärtetes Fett, Maltodextrin, karamellisierter Zucker, Säuerungsmittel Citronensäure, Sojawürze, Stärke, Tomaten, Karotten, Hefeextrakt, Gewürze, Kräuter.

NOCH FRAGEN????

Ich wünsche Euch ein schönes Wochenende! Eure Katrin

22 Gesundheit und Omega 3

In den letzten Jahren wurde im Gesundheitsbereich viel über Fettsäuren geforscht und es wurde bemerkt, dass Omega-3-Fettsäuren wesentlich für die Gesundheit mitverantwortlich sind, vor allem im Bereich der Herz- und Kreislauferkrankungen. Auch wurde festgestellt, dass der Organismus diese Fettsäuren nicht selbst herstellt und daher auf die Zufuhr angewiesen ist. Außerdem gibt es ein optimales Verhältnis von Omega-3- zu Omega-6-Fettsäuren.

Wir haben uns gefragt, gibt es einen Unterschied zwischen konventionellem und biologischem Rindfleisch im Bereich der Omega-3-Fettsäuren als eindeutigen Qualitätsindikator.
Die Aufzucht von konventionellem Rindfleisch mit Bullenmast, Maissilage und Kraftfutter und Stallhaltung auf Vollspalten ist ein komplett anderes System wie biologische Rinderhaltung. Hier werden weibliche Rinder oder Ochsen, mit Auslauf und Weide und Kleegras und Heufütterung, mit langsamem Wachstum natürlich gehalten.

Auf den ersten Blick sieht man das dem Stück Fleisch, das vor einem liegt, nicht an. Aus diesem Grunde haben wir von der Universität Weihenstephan Bio-Rindfleisch und konventionelles Rindfleisch in einer wissenschaftlichen Testreihe untersuchen lassen. Und was auf den ersten Blick nicht zu sehen ist, haben die Wissenschaftler durch Analysen herausgefunden: es gibt doch deutliche Unterschiede.
Das Rindfleisch von Chiemgauer Naturfleisch hatte dreimal so viel Omega-3-Fettsäuren wie das konventionelle Rindfleisch (das sind 200 Prozent mehr). Jeder hat auf einen gewissen Unterschied gehofft, aber über diesen enormen Unterschied waren alle doch sehr erstaunt. Und obendrein hat das Omega-3-zu-Omega-6-Verhältnis genau den Wert, der in der Wissenschaft als optimal angesehen wird (1 zu 5).

Damit ist deutlich geworden, dass Bio-Rindfleisch nachweislich neben allen anderen Vorzügen (Aufzucht ohne Antibiotika, keine billigen Kraftfuttermittel mit Pestizidbelastung, artgerechte Haltung in der freien Natur etc.) auch wesentliche gesundheitliche Vorzüge bietet. In wissenschaftlichen Studien wurde die positive Wirkung von Omega-3-Fettsäuren belegt:

- Vorbeugend gegen Herzinfarkt
- Senkung der Neutralfettblutwerte
- Entzündungshemmend
- Positive Wirkungen bei neurologischen Erkrankungen
- Linderung von Arteriosklerose

Neben diesen enormen Unterschieden im gesundheitlichen Wert von Rindfleisch wurde auch die Zartheit des Fleisches getestet. Und hier gab es keine Überraschungen. Das Bio-Rindfleisch ist einfach besser. Am schlechtesten schnitt konventionelles Rindfleisch ab, besser war Bio-Rindfleisch von weiblichen Tieren und am besten das Rindfleisch von Bio-Ochsen. Alles festgestellt mit Blindverkostungen und signifikanten Unterschieden!

Nach dieser Testreihe haben wir auch Wurstprodukte untersucht, wie Rinderwiener, Rindersalami, Rinderknacker etc. Auch hier wurden dieselben Unterschiede festgestellt und der deutlich höhere Omega-3-Fettsäurengehalt attestiert.

Manch einer fragt sich, woran liegt das? Die Wissenschaft steht bis heute noch vor vielen Rätseln und keine Maschine der Welt kann bisher aus Gras und Klee Milch und Fleisch machen wie die Wiederkäuer Rind und Schaf. Ist es da nicht naheliegend, dass es für so hochwertige natürliche Lebensmittel, die in einem langwierigen Verdauungsprozess erzeugt werden, ganz besonders auf die Qualität der Nahrung ankommt, und dass dafür die Natur die besten Vorgaben macht? Offensichtlich bringt Schnellmast mit Maissilage und hochkonzentriertem Importfuttermittel zwar Masse, aber die Klasse mit Genuss und Gesundheit bringt die natürliche, biologische Aufzucht.

Guten Appetit!

Quelle: http://www.chiemgauer-naturfleisch.de

23 Meine Erfahrungen und Tipps mit dem Sedona Combo Rohkost Dörrgerät

Am 18.09.2015 habe ich Euch über die Herstellung meiner gekörnten Brühe berichtet. In diesem Bericht ging es unter anderem auch um Geräte, die ich dafür benutzt habe. Heute möchte ich Euch mein "Sedona Combo Rohkost Dörrgerät" vorstellen. Diesen könnt Ihr beziehen über meine Homepage und dort unter "INTERESSANTE LINKS" bei PGS.

Einige Dörrgeräte habe ich getestet, aber keines der Geräte war so vielseitig wie das Sedona Combo Rohkost Dörrgerät.

Als erstes habe mir die Herstellung von Gemüsechips vorgenommen und durchgeführt. Dazu habe ich verschiedene Gemüsesorten wie z.B.: Auberginen, Zucchini, Tomaten, Paprika, Zwiebeln, Süßkartoffeln, Grünkohl, Karotten, Kohlrabi, Rettich, Radieschen usw. fein in hauchdünne Scheiben gehobelt. Diese werden dann einfach auf die 9 Trocken-Etagen des Sedona Combo Rohkost Dörrgerätes ausgebreitet und werden dann bei 40 Grad C getrocknet. Bei den Tomaten habe ich eine Dörrfolie für Sedona Dörrgerät unter die Tomaten auf eine Etagere gelegt. Einige Gemüsesorten wie z.B.: Auberginen, Zucchini und Süßkartoffel, habe ich bevor ich diese auf die Trocken-Etagen gelegt habe, mit Gewürzen wie z.B.: Salz und Pfeffer vermengt.

Über Nacht habe ich meinen Sedona Combo Rohkost Dörrgerät laufen lassen. Am anderen Morgen hatte ich ganz leckere Gemüsechips.

Vor zwei Wochen habe ich im meinem Garten meine Kräuter wie Rosmarin, Bohnenkraut, Dill, Thymian usw. ebenso wie die Gemüsechips getrocknet und mir dadurch einen Vorrat bis zur nächsten Ernte im nächsten Jahr angelegt. Ganz prima hat sich auch Pfefferminze, Zitronenmelisse und Zitronenverbene für meinen Teevorrat trocknen lassen. Die Kräuter und Teesorten brauchen allerdings nur ca. 6 Stunden zum Trocknen bei 40 Grad C.

Die Pilzsammelzeit ist jetzt in vollem Gang. Pilze werden vorsichtig sauber gebürstet und dann in feine Scheiben geschnitten. So lassen Sie sich dann ganz einfach in meinem Sedona Combo Rohkost Dörrgerät bei 40 Grad C trocknen.

Getrocknetes Obst wie z.B.: Äpfel und Birnen habe ich auch schon hergestellt. Die Äpfel und Birnen werden NICHT geschält, sie werden nur entkernt und in dünne Scheiben geschnitten und dann auf die Trocken-Etagen gelegt. Über Nacht bei 40 Grad C entstehen ganz leckere Obstchips.

Fruchtleder lässt sich einfach und schnell herstellen, wer gerne Obst und/oder Gummibärchen liebt, der wird das Fruchtleder lieben. Für eine Trocken-Etage habe ich einen Apfel (nur entkernt) eine Banane und ein paar Weintrauben püriert. Dieses Püree auf einer Trocken-Etage ausstreichen und 12 Stunden bei 40 Grad C trocknen lassen. Einfach lecker!!!! Egal welches Obst Ihr miteinander verarbeiten wollt. Ihr braucht für eine Trocken-Etage 250 Gramm Obst.

Essener Brot lässt sich super in dem Sedona Combo Rohkost Dörrgerät bei 40 Grad C herstellen. Das Essener Brot ist ein Brot, welches nicht gebacken wird, sondern der Teig wird nur getrocknet und schmeckt dann ähnlich wie Knäckebrot.

Vorteile vom Essener Brot:

- leicht verdaulich,
- man wird schnell satt, fühlt sich aber leicht und frei,
- kein Völlegefühl, keine Blähungen, nur leichtes unbeschwertes sein,
- hoch energetisch und dabei energetisch aufgeschlossen (durch das besondere Herstellungsverfahren),
- voller Energie und Power,
- für sehr hohe Leistungsfähigkeit,
- man fühlt sich stets energiegeladen und kraftvoll, nie das Schlappheitsgefühl wie nach gebackenen Brot,
- auch perfekt nach Fasten- oder Heilfastenkuren, da es nahezu keine Belastung für die Verdauungsorgane darstellt (Erfahrungsbericht),
- man braucht relativ wenig zu essen bis man satt ist, so hat der Körper keine schwere Verdauungsarbeit zu leisten, und kann alle Vitamine, Mineralstoffe und Spurenelemente besser aufnehmen.

Geht mal los und schaut mal nach, was getrocknete Kräuter, Tees, Gemüse- und Obstchips oder Essener Brot kosten, Ihr werdet Euch über die hohen Preise wundern! Stellt Ihr in dem Sedona Combo Rohkost Dörrgerät all diese tollen Lebensmittel selber her, dann wisst Ihr, woher Eure Lebensmittel zum Trocknen kommen und was Ihr nach der Trocknung bekommt. Abends vor dem Fernseher oder in gemütlicher Runde mit der Familie und/oder Freunden könnt Ihr all die Knabbereien genießen, ganz ohne Reue. Oder als Mitbringsel aus der eigenen Küche verwende ich gerne schön beschriftete Schraubgläser, gefüllt mit Kräutern, Tees oder Chips. Oder statt Blumen bringe ich lieber aus meiner Küche selbst hergestellte Leckereien mit.

24 Vitamin B12 und Operationen - Vitamin B12 und Mangel durch Narkose?

Hallo Ihr Lieben,
diesen Artikel wollte ich Euch nicht vorenthalten, dafür fand ich diesen Artikel einfach zu wichtig!

24.1 Vitamin B12 und Narkose:

Eine Betäubung mit Lachgas verbraucht große Mengen Vitamin B12 und kann zu einem Mangel führen. Infos zu B12-Mangel nach Operation.
Inhalt:

- Warum entsteht durch eine Betäubung mit Lachgas Vitamin B12 Mangel?
- Was sind die Folgen?
- Was sollte vor und nach einer Lachgas-Narkose getan werden?

24.2 Vollnarkosen und Betäubungen verbrauchen Vitamin B12

Im Rahmen vieler Operationen und ärztlichen Eingriffe wird eine Narkose oder Betäubung nötig. Eines der meist eingesetzten Mittel ist dabei das sogenannte Lachgas (Distickstoffmonoxid, N20). Dieses Betäubungsmittel hat leider die Nebenwirkung, dass durch eine Narkose mit Lachgas bis zu 60 Prozent des im Körper gespeicherten Vitamin B12 verbraucht werden können.
Denn so nötig die Narkose für die Operation oder den Eingriff ist – für den Körper stellt das Lachgas ein Gift da, das unschädlich gemacht werden muss. Dies geschieht, indem Methylcobalamin oder reduziertes Cobalamin mit dem Lachgas reagiert.

Dabei zerfällt Lachgas zu Wasser und nicht-reaktivem Nitrogen und das zentrale Cobalt-Atom im Vitamin B12 wird oxidiert. (1) Die so entstandene, oxidierte Form von Vitamin B12 ist jedoch biologisch inaktiv und kann darum seine wichtige Enzym-Funktionen in der Methionin-Synthese und der Reaktivierung der Folsäure nicht mehr erfüllen. Diese Deaktivierung ist nicht umkehrbar: Das oxidierte Cobalamin wird zunächst in ineffektive B12-Analoga umgewandelt und dann ausgeschieden.

Effektiv verbraucht das Lachgas so große Mengen Vitamin B12, was in vielen Fällen ein ernstes Gesundheitsrisiko darstellen kann. Durch die Betäubung kann ein Vitamin-B12-Mangel entstehen, mit zum Teil schweren Symptomen.

24.3 Verbreitung von Lachgas in der Anästhesie

Dies ist besonders in Betracht aktueller Entwicklungen bedenklich. Lachgas war über Jahrzehnte der klinische Standard für Narkosen in unterschiedlichen Tiefen, heute ist der Einsatz von Lachgas für Vollnarkosen leicht rückläufig, dafür hat das Betäubungsmittel starken Einzug in Zahnarztpraxen und die Geburtsmedizin erhalten. (2) Auch in der Dermatologie ist Lachgas stark im Kommen. (3) Bedenklich ist dabei, das besonders in der Zahnheilkunde Lachgas auch für Kinder eingesetzt wird.(4) Bei leichten Operationen und in der Unfallmedizin ist Lachgas nach wie vor der Standard.
Über viele Jahre war Lachgas zudem auch als Partydroge weit verbreitet, die ebenfalls dafür bekannt war, starken Vitamin-B12-Mangel auszulösen. (5)

24.4 B12-Mangel durch Lachgas

Durch den erhöhten Vitamin-B12-Verbrauch kann leicht ein Vitamin-B12-Mangel entstehen. Dies kann zum Teil sehr starke Mangelerscheinungen zur Folge haben, die von Depressionen über die Zerstörung von Nerven In Gliedmaßen und Rückenmark bis zu schwerer Blutarmut reichen können.
Besonders häufig treten Nervenschäden auf, da Vitamin B12 für die Bildung der Nerven-Schutzschicht (Myelinscheiden) zuständig ist. Typische Symptome für beginnende Nervenschäden sind Taubheit oder Kribbeln in den Gliedmaßen. Diese treten meist erst Tage nach der Narkose auf, wenn die Schutzschicht der Nerven durch mangelnde Nachbildung beschädigt ist.
Beim Auftreten von B12-Mangelsymptomen nach einer Operation mit Narkose besteht dringender Handlungsbedarf, um bleibende Schäden zu vermeiden.

24.5 Narkose und Vitamin-B12-Mangel

Besonders kritisch ist der Effekt von Lachgas für Menschen, die bereits vor der Operation einen latenten B12-Mangel aufwiesen.

„Patienten mit Vitamin B12-Mangel sind außerordentlich empfindlich gegen neurologische Schäden in Folge einer Lachgas-Anästhesie. Wenn diese nicht erkannt werden, können die neurologischen Schäden irreversibel sein und zum Tode führen",

befand bereits eine Studie aus dem Jahr 1993. (6) Diese Einschätzung wurde durch zahllose Fallbeispiele und Studien immer wieder bestätigt. (7-11)

Ebenso kritisch ist die Situation auch bei Kindern: Durch das geringe Lebensalter haben viele Kinder noch keine adäquaten Vitamin-B12-Speicher aufgebaut, so dass eine Narkose hier erhebliche Schäden verursachen kann. Besonders die Folgen auf die Entwicklung von Gehirn und das Nervensystem scheinen beeinträchtigt, weshalb einige Forscher von einer Verwendung von Lachgas in der Pädiatrie abraten. (12, 13)

Trotz dieser sehr ernsten Gefahren wird dieser Zusammenhang auch heute nur wenigen Patienten mitgeteilt und fast nie entsprechende Gegenmaßnahmen eingeleitet.

24.6 Zwischenfazit

- Narkosen verbrauchen große Mengen Vitamin B12
- Es kann ein schwerer B12-Mangel entstehen
- Vor einer Narkose sollte der B12-Vorrat aufgefüllt werden
- Nach einer Narkose sollte daher eine Vitamin-B12-Kur durchgeführt werden
- Wirkstoffe sollten Methylcobalamin oder Hydroxocobalamin sein

24.7 B12 vor einer Narkose oder Betäubung

Bei vielen Risikogruppen ist es ratsam, den B12-Vorrat schon vor der Operation aufzufüllen, um das Abrutschen in einen Mangel durch die Narkose zu verhindern – die Wirkung der Narkose wird dadurch nicht beeinträchtigt.

Dies ist unter anderem sinnvoll bei:
- Veganern und Vegetariern
- Älteren Menschen
- Kindern

Hier ist eine tägliche orale Einnahme von 500 µg beginnend 4 Wochen vor dem Eingriff eine sinnvolle Maßnahme.

Die genannten Risikogruppen sollten besonders auch beim Zahnarzt-Besuch darauf achten, ob Lachgas verwendet wird.

24.8 Vitamin B12 – ein Muss nach Operationen

Aufgrund der Gefahr eines starken Vitamin-B12-Mangels ist dringend dazu zu raten, nach einer Lachgas-Betäubung eine Vitamin-B12-Kur durchzuführen.

Dies kann entweder in Form einer Kur mit Injektionen erfolgen, oder mit oralen Präparaten.

Form Dosierung, Dauer und Wirkstoff
Injektionen, 1000µg pro Woche, 2-4 Wochen, Hydroxocobalamin
Oral, 500 µg morgens und abends, 4-6 Monate, Methylcobalamin oder Hydroxo-/Methylcobalamin

Injektionen werden da nötig, wo sehr starke Symptome auftreten, da auf diesem Wege die Speicher schneller wieder aufgefüllt werden können. Bei einigen Operationen im Magen- und Darmbereich können ebenfalls Injektionen nötig werden, weil eine orale Aufnahme zunächst schwierig ist.
In den meisten anderen Fällen ist eine orale Aufnahme ausreichend um einen Mangel zu vermeiden.

24.9 Folgen von Narkosen für den B12-Haushalt

Aufgrund der verheerenden Auswirkungen wurde der Effekt von Lachgas auf den B12-Haushalt bisher nur in Tierversuchen untersucht, die übereinstimmend zu folgendem Ergebnis kamen: (14, 15)

1.   Lachgas zerstört Methylcobalamin und deaktiviert dadurch das Enzym Methionin-Synthetase.
2.   20 bis 60 Prozent des Methylcobalamin in Plasma, Zellen und Leberspeichern werden zerstört.
3.   Es kommt zu einer verstärkten Bildung von inaktiven B12-Analoga.
4.   Ein Vitamin-B12-Mangel entsteht.

Das Erschreckende an diesen Ergebnissen ist sicherlich, dass nicht nur das Vitamin-B12 im Serum zerstört wird, sondern auch das B12 in den Zellen und sogar den Leberspeichern. Bis zu 60 Prozent des B12 in den Leberspeichern wurde in den Tierversuchen zerstört. Dies ist ein recht dramatischer Verlust, der auf dem Weg über eine normale Ernährung erst nach Jahren wieder ausgeglichen werden kann.

24.10 Risiko eines B12-Mangels nach Narkosen

Ob und wie stark der Vitamin-B12-Mangel nach der Narkose ausfällt, hängt maßgeblich vom Vitamin-B12-Status vor der Operation oder dem Eingriff ab:
Bei hohen Vitamin-B12-Spiegeln sinkt das Vitamin B12 nicht bis auf ein kritisches Niveau und erholt sich über einen langen Zeitraum langsam wieder, vermutlich ohne dass dies dem Patienten weiter auffällt. Die unspezifischen Symptome des leichten Mangels werden verständlicherweise meist als Folgen des ärztlichen Eingriffs gewertet.
Bei mittleren bis niedrigen B12-Spiegeln aber ist die Gefahr eines akuten Mangels groß und selbst starke Symptome können auftreten.
In beiden Fällen ist anzuraten, das verbrauchte Vitamin-B12 wieder aufzufüllen. Eine orale Supplementation ist dafür meist ausreichend, es sei denn, schwerste Mangelerscheinungen treten auf oder eine orale Einnahme ist aufgrund der Operation vorübergehend nicht möglich.

24.11 Fazit

Die Gefahr eines Vitamin-B12-Mangel durch Narkosen ist hoch und die Folgen ernst. Eine ausgleichende Supplementation ist darum anzuraten, da die hohen Verluste über die Nahrung nur schwer ausgeglichen werden können.
Da vor allem Methylcobalamin zerstört wird, sollte besonders in diesem Fall nicht Cyanocobalamin als Wirkstoff verwendet werden, da hier zu viele Umwandlungsschritte nötig sind. Stattdessen sollten Methylcobalamin oder die Depot-Form-Hydroxocobalamin verwendet werden.

Quellen
1.   Chanarin, I. Cobalamins and nitrous oxide: a review. Journal of clinical pathology, 1980, 33. Jg., Nr. 10, S. 909.
2.   Mohr, B. Lachgasanwendung in der Zahnheilkunde. Zahnmedizin up2date 2014; 8(1): 15-32
3.   Drosner, Michael. Lachgas-Sauerstoff-Inhalation. ästhetische dermatologie & kosmetologie, 2014, 6. Jg., Nr. 3, S. 1-7.
4.   Jeglitsch, A., F. G. Mathers, Bürkle V. Lachgassedierung in der Kinderzahnheilkunde. Stomatologie, 2014, 111. Jg., Nr. 4-5, S. 182-187.
5.   Pema PJ, Horak HA, Wyatt RH. Myelopathy caused by nitrous oxide toxicity. AJNR Am J Neuroradiol. 1998 May;19(5):894-6.
6.   Flippo TS, Holder WD Jr. Neurologic degeneration associated with nitrous oxide anesthesia in patients with vitamin B12 deficiency. Arch Surg. 1993 Dec;128(12):1391-5. Review. PubMed PMID: 8250714.
7.   Marié R, Le Biez E, Busson P, et al. Nitrous Oxide Anesthesia–Associated Myelopathy. Arch Neurol. 2000;57(3):380-382. doi:10.1001/archneur.57.3.380.
8.   Kathryn L. Holloway, M.D., and Anthony M. Alberico, M.D. Postoperative myeloneuropathy: a preventable complication in patients with B12 deficiency. Journal of Neurosurgery. May 1990, Vol. 72, No. 5, Pages 732-736
9.   Pema PJ, Horak HA, Wyatt RH. Myelopathy caused by nitrous oxide toxicity. AJNR Am J Neuroradiol. 1998 May;19(5):894-6. PubMed PMID: 9613506.
10.   Jameson, M et al. Nitrous oxide-induced vitamin B12 deficiency. Journal of Clinical Neuroscience, Volume 6, Issue 2, 164 – 166
11.   Hadzic A, Glab K, Sanborn KV, Thys DM. Severe neurologic deficit after nitrous oxide anesthesia. Anesthesiology 1995, 83(4):863-866
12.   Schmitt EL, Baum VC. Nitrous oxide in pediatric anesthesia: friend or foe? Curr Opin Anaesthesiol. 2008 Jun;21(3):356-9.
13.   Baum, V. C. (2007), When nitrous oxide is no laughing matter: nitrous oxide and pediatric anesthesia. Pediatric Anesthesia, 17: 824–830. doi: 10.1111/j.1460-9592.2007.02264.x
14.   Kondo H, Osborne ML, Kolhouse JF, et al. Nitrous oxide has multiple deleterious effects on cobalamin metabolism and causes decreases in activities of both mammalian cobalamin-dependent enzymes in rats. Journal of Clinical Investigation. 1981;67(5):1270-1283.
15.   Muir, M. and Chanarin, I. (1984), Conversion of endogenous cobalamins into microbiologically-inactive cobalamin analogues in rats by exposure to nitrous oxide. British Journal of Haematology, 58: 517–523. doi: 10.1111/j.1365-2141.1984.tb03999.x
Autor: David Rotter
http://www.vitaminb12.de/mangel/narkose-lachgas/

25 Vitamin D und Vitamin K Versorgung oft nicht ausreichend

Kaum ein Mensch in Nordeuropa erreicht im Winterhalbjahr auch nur halbwegs eine ausreichende Vitamin D Versorgung, wie sie unter Präventionsgesichtspunkten wünschenswert wäre.

Vitamin D ist nicht nur für die Knochen wichtig, sondern hat auch eine vielfältige Schutzwirkung und eine große Bedeutung für unser Immunsystem. Vitamin D wird in der Haut erzeugt, wenn diese ausreichend von der Sonne beschienen wird. Wichtig auch zu wissen, dass die Fähigkeit der Haut, Vitamin D zu bilden, mit zunehmenden Alter abnimmt. Die zu geringe Sonneneinstrahlung in hiesigen Breiten sorgt deshalb bei mehr als der Hälfte aller Deutschen für eine Mangelsituation bei Vitamin D. Mit der Nahrung kann Vitamin D leider nur wenig aufgenommen werden.

Jeder dem seine Gesundheit wichtig ist sollte einmal im Jahr, am besten im Winter, den Vitamin D Status ermitteln lassen. Denn wie gesagt, eine gute Vitamin D Versorgung, zahlt sich in jeder Hinsicht aus. Der Befund zeigt schnell, ob sich der Wert im günstigen Bereich befindet. Aber Achtung, viele Labors beurteilen noch immer erst Werte unter 20 ng/ml als Vitamin D-Mangel. Diese Einschätzung gilt als überholt.

In den letzten Jahren haben viele wissenschaftliche Untersuchungen ergeben, dass Werte von MINDESTENS 30 ng/ml wünschenswert sind, um diverse Gesundheitsrisiken zu vermeiden. Präventionsexperten wie Prof. Spitz setzen die Untergrenze für eine ausreichende Versorgung bei 40 ng/ml an. Nach den in neuerer Zeit am häufigsten vertretenen Meinungen, sind Werte zwischen 40 und 80 ng/ml optimal. Teilweise werden in Untersuchungen gar höhere Werte als noch günstiger eingestuft.

Falls man eine Unterversorgung sieht, kann man in der Folge, mit zwischenzeitlich preiswert erhältlichen Nahrungsergänzungen ganz einfach für Abhilfe sorgen, denn mit der Nahrung kann Vitamin D nur geringfügig aufgenommen werden.
Ein Produkt mit bester Bio-Verfügbarkeit und ganz hervorragendem Preis/Leistungsverhältnis ist bspw. das Vitamin D3 Öl von Dr. Jacobs

Nicht nur die die zentrale Funktion für den Kalzium- und Knochenstoffwechsel, sondern auch deutliche antioxidative und antientzündliche Effekte von Vitamin D sind zwischenzeitlich bekannt.
Neuere Studien belegen die Schlüsselfunktion von Vitamin D in der Krebsprävention, aber auch einen Zusatznutzen in der Therapie. Durch eine Vitamin D Zufuhr von 1000 IE konnte das Risiko für ein Kolonkarzinom auf die Hälfte gesenkt werden. Durch die tägliche Einnahme von 2000 IE konnte das Risiko sogar auf ein Drittel gesenkt werden! Weiterhin sah man, dass Vitamin D in ähnlicher Weise auch im Zusammenhang mit anderen Krebsarten eine Rolle spielen kann, insbesondere auch bei hormonabhängigen Krebsarten. (Quelle und weitere Infos: Deutsche Zeitschrift für Onkologie 03-2010).

Außerdem ist ausreichend Vitamin D unbedingt notwendig um Herz-Kreislauf-Erkrankungen, MS, degenerativen Erkrankungen des rheumatischen Formenkreises und entzündlichen Darmerkrankungen vorzubeugen.

Im Zusammenhang mit einer effektiven Kalziumversorgung der Knochen ist nicht nur ausreichend Vitamin D notwendig, sondern auch Vitamin K. Im Gegensatz zu Vitamin D, welches sich nur geringfügig in Lebensmitteln findet sind Menschen die sich mit ausreichend Pflanzenkost bzw. Salate und Gemüse ernähren, meist auch ausreichend mit Vitamin K versorgt, da man Vitamin K gut mit der Nahrung aufnehmen kann. Früchte, Getreide, Nüsse, Fleisch und Molkereiprodukte enthalten nur sehr wenig Vitamin K.

Im Folgenden einige gute Vitamin K Quellen, die man demzufolge in Verbindung mit einer Vitamin D Substitution unbedingt auf dem Speisezettel berücksichtigen sollte. Vitamin K ist fettlöslich, was bedeutet das Vitamin K zusammen mit Fetten oder Ölen verzehrt werden sollte um gut aufgenommen zu werden. Dies sollte man bei der Zubereitung bedenken.

Vitamin K ist NICHT hitzeempfindlich und der Gehalt an Vitamin K in Gemüsen nimmt sogar leicht zu beim Kochen.

25.1 Gehalt an Vitamin K in µg pro 100g

- Zwiebeln getrocknet 3300µg
- Petersilie frisch 790µg
- Knoblauch getrocknet 780µg
- Brennesseln frisch 600µg
- Löwenzahn frisch 600µg
- Sauerampfer frisch 600µg
- Grüne Soße Kräutermischung 570µg
- Mangold frisch 410µg
- Schalotten frisch 310µg
- Algen frisch 300µg
- Traubenkernöl 280µg
- Spinat frisch 280µg
- Fenchel frisch 250µg
- Chinakohl frisch 250µg
- Rosenkohl frisch 250µg (vorsicht Purin)
- Grünkohl frisch 250µg
- Zwiebeln/Gemüsezwiebeln 310-350µg
- Lauch frisch bzw. geg. 210µg
- Radiccio o Romanasalat 200µg
- Sojamehl vollfett 200µg
- Grüne oder weiße Bohnen 190µg

Quelle: Topfruits Gesundheitsbrief KW 11-2015

Weitere wichtige Informationen zum Thema Vitamin D

www.vitamindservice.de

26 Gesund durch ausreichend Mineralstoffe und Spurenelemente

Für seine ordnungsgemäße Funktion benötigt der menschliche Organismus neben organischen Substanzen auch Mineralstoffe und Spurenelemente. Ohne die Mineralstoffe und Spurenelemente würden uns auch die hochgelobten Vitamine allein nicht viel nützen. Mineralien sind zusammen mit bestimmten Vitaminen essentiell für die Herstellung von Neurotransmittern wichtig. Im Körper kann ein einziges Mineral nichts ausrichten. Es braucht immer die Zusammenarbeit mit anderen lebenswichtigen Mineralien, Vitaminen und Vitalstoffen.

Alle Gewebe und Flüssigkeiten unseres Körpers enthalten unterschiedlichste Mengen an Mineralien. In Zellen und Körperflüssigkeiten steuern Mineralien die biochemischen Prozesse. Als Bestandteile von Enzymen helfen sie Nährstoffe ins Blut und in die Leber zu bringen.

Mineralstoffe (Mengenelemente) sind anorganische Bestandteile der Nahrung, die der menschliche Körper nicht selbst bilden kann. Sie müssen von außen mit der Nahrung zugeführt werden. Sie sind essentielle, also lebensnotwendige, Bestandteile aller lebenden Zellen, organischen Verbindungen und sind am Stoffwechsel beteiligt. Als Mengenelemente bezeichnet man Mineralstoffe in Massenanteilen von mehr als 50 mg pro Kilogramm Körpergewicht.

Spurenelemente gehören zu den Mineralstoffen, sind aber nur in kleinsten Mengen (unter 50 mg/kg Körpergewicht) in unserem Körper vorhanden. Einige Spurenelemente sind trotz der geringen Mengen lebenswichtig, ein Fehlen solcher essentiellen Spurenelemente führt zu Mangelerscheinungen und zu Stoffwechselstörungen. Bei einigen Spurenelementen ist bis heute nicht genau erforscht, welche Aufgaben und Funktionen sie im menschlichen Stoffwechsel haben.

Das wohl zurzeit am besten erforschte Spurenelement ist Eisen.
Zu den essentiellen wichtigen Mineralstoffen (Mengenelemente) zählen: Calcium, Kalium, Natrium, Magnesium, Phosphor, Schwefel und Chlor (Chlorid).

Zu den essentiellen wichtigen Spurenelementen zählen: Chrom, Kobalt, Eisen, Jod, Kupfer, Mangan, Molybdän, Selen, Silizium, Vanadium und Zink.

Zu den möglicherweise essentiellen Spurenelementen zählen: Arsen, Bor, Cadmium, Nickel, Lithium, Rubidium und Zinn. Für diese Reihe von Ultra-Spurenelementen ist nicht klar, ob sie zufälliger Bestandteil des Menschen sind oder ob ihnen tatsächlich eine physiologische Funktion zukommt.

Die vier Grundelemente aller Organismen sind Wasserstoff, Kohlenstoff, Stickstoff und Sauerstoff. Die gesamte Biomasse besteht zu 99 % aus diesen vier Elementen. Diese vier Elemente werden nicht zu den Mineralstoffen gezählt.
Die essentiellen wichtigsten Mineralstoffe (Mengenelemente)

26.1 Calcium

Calcium ist der mengenmäßig am stärksten vertretene Mineralstoff im menschlichen Organismus. 99 % des im Körper vorkommenden Calciums befinden sich in Knochen und Zähnen. Calcium hat u. a. Bedeutung für die Stabilisierung des Skelettsystems, Blutgerinnung, Erregungsleitung (Muskelkontraktion), Aktivierung von Enzymen. Calcium kümmert sich außerdem um gesunde Blutgefäße, einen geregolten Blutdruck, eine ordnungsgemäße Insulinwirkung. Ferner ist an der Blutgerinnung beteiligt.

Daher sollte ein Calciummangel tunlichst vermieden werden. Die einfachste Möglichkeit, einen Calciummangel auszugleichen, ist eine Ernährung mit vielen Samen und Nüssen, grünem Gemüse, Vollkornbrot und calciumreichem Mineralwasser. Zu den Lebensmitteln mit besonders hohem Calciumgehalt gehören Brokkoli, Grünkohl, sämtliche Kopfkohlarten und Chinakohl. Sehr gute Calciumquellen sind Mohn, Sesam, Brennnesseln, Mandeln, Haselnüsse, Amarant und getrocknete Feigen.

26.2 Kalium

Kalium hat u. a. im Körper Bedeutung für Aufrechterhaltung des Membranpotentials, der Blutdruckregulation, der Eiweiß- und Glykogen Bildung. Eine entscheidende Rolle spielt Kalium als Bestandteil von Verdauungssäften im Magen-Darm-Trakt und bei der Energieproduktion. Der natürliche Gegenspieler von Kalium ist Natrium, und ein ausgewogenes Verhältnis der beiden Mineralien ist für die Regulation physiologischer Prozesse besonders wichtig. Den gemeinsam mit Natrium ist Kalium für die Tätigkeit des Herzmuskels verantwortlich.

Der tägliche Bedarf an Kalium wird in der Regel bei einer normalen, ausgewogenen Ernährungsweise gedeckt, da Kalium in den meisten Lebensmitteln enthalten ist. Besonders reich an Kalium sind u. a. Pilze, Trockenobst, Obst, Hülsenfrüchte, Käse, Kartoffeln, Vollkornprodukte, Salat, Nüsse, Kakao und Schokolade. Ein eventueller Kaliummangel im Körper äußert sich durch Kopfschmerzen, Müdigkeit, Schwindel oder Übelkeit.

26.3 Natrium

Natrium ist ein Mineralstoff, der zusammen mit Chlorid als Kochsalz in vielen Lebensmitteln vorkommt. Natrium hat u. a. Bedeutung für Konzentrationsgefälle bei Nervenzellen (zusammen mit Kalium), die Aufnahme und den Transport von Nährstoffen, Regulation des Wasserhaushaltes und des Säure/Basengleichgewichtes. In der Regel spielt ein Natriummangel keine Rolle, aber allzu viele Menschen nehmen zu viel Natrium zu sich.

Natrium ist in allen salzigen Speisen enthalten, da er Bestandteil von Kochsalz ist. Ungünstig wirkt sich eine zu hohe Natriumaufnahme auf den Blutdruck aus und ist ein Risikofaktor für Herz-Kreislauf-Erkrankungen. Wenn zu viel Natrium über den Urin ausgeschieden wird, wird auch mehr Calcium ausgeschieden, da die Abgabe über die Niere gekoppelt ist. Dadurch kann das Risiko für eine Osteoporose steigen.

26.4 Magnesium

Magnesium ist einer der wichtigsten Mineralstoffe für unseren Körper. Magnesium ist Bestandteil von Knochen, Zähnen, zahlreichen Enzymen und energiereichen Phosphatverbindungen. Magnesium dient etwa 300 verschiedenen Proteinen als Cofaktor, vor allem bei ATP- und Nukleinsäure-bindenden Enzymen. Die Risikogruppen für einen Magnesiummangel sind vielfältig, vor allem sind jüngere Menschen und Senioren betroffen.

Magnesium kommt als Verbindung in vielen Lebensmitteln vor, insbesondere in Vollkornprodukten. Vor allem Nüsse, Samen, Gemüse und Obst sind gute Magnesiumlieferanten. Spitzenreiter sind hier Kakaopulver, Cashewnüsse und Sojaprodukte, gefolgt von Vollkornbrot und Haferflocken.

26.5 Phosphor

Phosphor ist ein wichtiger Mineralstoff, der über die Nahrung als Phosphat aufgenommen wird. Im menschlichen Körper hat Phosphor zahlreiche. An der Mineralisation der Knochensubstanz ist Phosphor wesentlich beteiligt. Zusammen mit Kalzium sorgt Phosphor für die Festigkeit von Knochen und Zähnen. Er spielt eine wichtige Rolle, bei der Energiegewinnung, der Energiespeicherung und Energiebereitstellung.

Phosphor kommt nahezu in allen Lebensmitteln vor, womit Mangelerscheinungen bei vernünftiger Ernährung bei Erwachsenen kaum zu erwarten sind. Ursachen eines Phosphormangels können Störungen der Nierenfunktion, eine Überfunktion der Nebenschilddrüsen und ein Vitamin-D-Mangel sein. Besonders gute Phosphor-Quellen sind eiweißhaltige Produkte, Nüsse, Hülsenfrüchte, Obst und Gemüse.

26.6 Schwefel

Schwefel ist ein Mineralstoff, der bereits seit dem Altertum bekannt ist. Schon im späten Mittelalter wurden Schwefelverbindungen verwendet, um Nahrungsmittel haltbar zu machen. Er spielt eine Rolle im Eiweißstoffwechsel und bei der Entgiftung. Schwefel ist Bestandteil der Aminosäuren Cystein und Methionin sowie der B-Vitamine Biotin (Vitamin B7) und Thiamin (Vitamin B1).

26.7 Koenzym A

Normalerweise wird Schwefel in ausreichender Menge über die Nahrung aufgenommen. In den meisten eiweißhaltigen Lebensmitteln kommt Schwefel vor, da zwei häufige Aminosäuren (Zystin, Methionin) schwefelhaltig sind. Besonders eiweißhaltige Produkten sind Eiern, Milch, Fisch, Fleisch und Nüssen. In pflanzlichen Lebensmitteln ist meist etwas weniger Schwefel enthalten. Besonders schwefelhaltigen Pflanzen sind Knoblauch, Bärlauch und Zwiebeln.

26.8 Chlor (Chlorid)

Als reines Chlor ist es sehr giftig und im menschlichen Körper findet man deshalb nur ungiftige, negativ geladene Chlorid Ionen. Chlor hat gemeinsam mit Natrium eine Bedeutung für den Säure/Basengleichgewicht. Chlor ist ebenfalls Bestandteil der Magensalzsäure. Es beeinflusst fast alle Stoffwechselvorgänge, unter anderem den Wasserhaushalt, die Nervenleitung und den Herzrhythmus. Aber auch in den Zellzwischenräumen, in den Räumen zwischen der Blutflüssigkeit, der Hirn- und Rückenmarksflüssigkeit sowie der Lymphflüssigkeit ist Chlor vorhanden.
Chlor gelangt in den menschlichen Körper am häufigsten durch die Aufnahme in der Verbindung mit Natrium, also als Natriumchlorid, als einfaches Kochsalz. Der Mensch nimmt des weiteren Chlors vor allem durch den Verzehr von Käse, Wurst, Fisch, Fleisch und Brot in sich auf. Ein zu viel an Chlor durch eine zu salzreiche Ernährung, kann zu einem erhöhten Blutdruck führen. Ein Chlor-Mangel kann sich durch starkes Schwitzen, anhaltendes Erbrechen oder erkrankten Verdauungstrakt ergeben.

26.9 Chrom, essentiell wichtiges Spurenelement

In unserem täglichen Leben findet sich Chrom überall. Das Chrom aber auch sehr wichtig für unseren Körper ist, wissen nur wenige Menschen. Denn ohne Chrom findet keine Zuckeraufnahme statt. Für den Stoffwechsel von Kohlenhydraten ist Chrom sehr wichtig, besonders für die Verwertung von Zucker. Unser Körper wird bei der Verwertung von Insulin durch das Spurenelement Chrom unterstützt.
Für die Funktion der Schilddrüse und für die Produktion körpereigener Eiweiße ist Chrom darüber hinaus wichtig. Chrom kann außerdem dazu beitragen, die Cholesterinwerte im Fettstoffwechsel zu verbessern. Viel Chrom findet sich in pflanzlichen Lebensmitteln wie Getreide, einige Gemüsesorten (z.B. Tomaten, Kopfsalat) und Hülsenfrüchte.

26.10 Kobalt, essentiell wichtiges Spurenelement

Kobalt hat als Spurenelement nur als Bestandteil des Vitamin B12 (auch Cobalamin' genannt) eine Bedeutung im Körper, es fördert die Bildung roter Blutkörperchen. Kobalt kommt überwiegend in Vitamin B12-haltigen Nahrungsmitteln vor. Da es aber in Pflanzen fast überhaupt nicht vorkommt, laufen strenge Vegetarier Gefahr einen Vitamin B12-Mangel zu erleiden.
Die stärksten Quellen sind die Innereien Leber, Niere, das Fleisch von Tieren und Fischen. Es kommt aber auch in Algen, Vollkornweizen und Vollkornbrot, in etwas geringerem Maße in Sojabohnen vor. Ein Mangel führt zur Störung der Bildung von Blutkörperchen mit abnorm großen, unreifen Zellen und zu Verkümmerung der Magenschleimhaut. Überschuss Erscheinungen sind nicht bekannt.

26.11 Eisen, essentiell wichtiges Spurenelement

Das Spurenelement Eisen ist für den menschlichen Körper unersetzbar. Eisen ist das mengenmäßig häufigste Spurenelement neben Zink in unserem Körper. Eisen spielt eine sehr wichtige Rolle bei der Sauerstoffversorgung für den Körper. Es bindet, als Bestandteil von Hämoglobin, den Sauerstoff, der über die Lungen in den Körper gelangt. Mit dem Blutkreislauf wird das sauerstoffreiche Hämoglobin zu allen Organen und Muskeln transportiert. Zwei Drittel des Eisens sind im Hämoglobin gebunden, weitere 20 % befinden sich in den Eisenspeichern, vor allem dem Ferritin und in eisenhaltigen Enzymen.
Außerdem spielt es eine wichtige Rolle für die Energiebereitstellung in den Zellen, ist aber auch an der Bildung von Hormonen und weiteren Botenstoffen beteiligt. Gute Quellen sind Bohnen, Hirse, Nüssen, Hülsenfrüchten, Vollkornprodukten, grünem Gemüse, Fleischwaren (Leber, Niere). Symptome eines Eisenmangels sind Blässe, Müdigkeit, Inappetenz, Dyspnoe, reduzierte Konzentrationsfähigkeit.

26.12 Jod, essentiell wichtiges Spurenelement

Jod ist ein essenzielles (lebensnotwendiges) Spurenelement, das vor allem für die Funktion der Schilddrüse wichtig ist. Die Schilddrüse synthetisiert daraus die essentiellen jodhaltigen Hormone Thyroxin (Tetrajodthyronin, T4) und Trijodthyronin (T3). Im menschlichen Körper steuern die Schilddrüsenhormone die Bildung von Proteinen. Sie sind an der Knochenbildung und der Entwicklung des Gehirns beteiligt. Sie sorgen für einen optimalen Stoffwechsel, ausgeglichenes Nervensystem, gesunde Herz-, Atem- und Darmfunktion und Konzentrationsfähigkeit.

Als eines der größten Gesundheitsprobleme gilt aber weltweit eine unzureichende Jodzufuhr. In Mitteleuropa ist ein Jodmangel keine Seltenheit, da das Jod im Laufe der Erdgeschichte weitgehend aus den Böden gespült worden ist. Veganer betrifft dies natürlich besonders stark. Unser Kochsalz darf mit Jod angereichert werden um die Versorgung mit Jod sicherzustellen. Die Anreicherung mit Jod im Biobereich erfolgt auf natürlichem Wege mit jodhaltigen Algen. Jodmangel zählt zu den größten Gesundheitsproblemen unserer Zeit.

26.13 Kupfer, essentiell wichtiges Spurenelement

Kupfer spielt eine wichtige Rolle im Eisenstoffwechsel. Kupfer ist ein Spurenelement, das bei aktiven Enzymen mitwirkt. Knochen, Muskeln und Leber des menschlichen Körpers enthalten Kupfer, das überwiegend Bestandteil von Enzymen oder an Proteine gebunden ist. Es unterstützt auf diese Weise, das Knochenwachstum, die Bindegewebsbildung, die Eisenaufnahme, die Produktion roter Blutkörperchen, die Funktion des zentralen Nervensystems. Ohne Kupfer kann Eisen keinen roten Farbstoff bilden.
Das Spurenelement Kupfer hat seine Funktion vor allem im Zusammenhang mit Eisen, denn es sorgt dafür, dass Eisen zu Blutfarbstoff wird. Weiterhin unterstützt Kupfer das Immunsystem, Knochen, Blutgefäße und die Nerven. Kupfer wirkt außerdem als Schutz vor freien Radikalen und bei der Bildung und Pigmentierung von Haut und Haaren mit. Vorkommen in Nüssen, Hülsenfrüchten, Rosinen, Meeresfrüchten und Soja.

26.14 Mangan, essentiell wichtiges Spurenelement

Mangan ist ein Aktivator zahlreicher enzymatischer Systeme und damit unentbehrlich für antioxidative Vorgänge. Mangan steigert geistige Belastbarkeit, Muskelreflexe und Leberschutz, es hat Einfluss auf die Knorpel- und Knochensynthese, des Bindegewebes, der Cholesterinbildung, wirkt bei Kohlenhydrat-Stoffwechsel mit. Auch bei der Zuckerverwertung spielt Mangan eine Rolle. Eine Unterversorgung ist sehr selten, da es in vielen Lebensmitteln vorkommt. Allergiker, Asthmatiker, Epileptiker, Diabetiker und Rheumatiker haben oft Manganmangel. In Weizenkleie, Haferflocken, Haselnüssen, Getreide, Hülsenfrüchten, Spinat, Sojabohnen und Bananen ist reichlich enthalten, ebenso in grünem Blattgemüse, Schwarztee, Vollgetreide und Nüssen.

26.15 Molybdän, essentiell wichtiges Spurenelement

Molybdän zählt zu den essenziellen Spurenelementen und muss dem Körper täglich über die Nahrung zugeführt werden. Wie viele andere Mineralstoffe und Spurenelemente ist auch Molybdän Bestandteil vieler Enzyme und für eine Reihe wichtiger Aufgaben im Körper zuständig und somit unverzichtbar. Es sorgt als Bestandteil einiger Enzyme dafür, dass sich im Körper Harnsäure bildet. Da Molybdän eine bakteriostatische Wirkung hat, ist auch für unser Immunsystem sehr wichtig. Molybdän hemmt das Wachstum bestimmter Bakterienarten.
Bei einer normalen Ernährung ist ein Molybdänüberschuss genau so wenig möglich, wie ein Molybdänmangel. Molybdän ist sowohl in pflanzlichen, als auch in tierischen Nahrungsmitteln enthalten. In Hülsenfrüchte, Sojamehl, Rotkohl, Milch- und Milchprodukte, Kartoffeln, Getreide und Getreideprodukte, Innereien, Hühnerfleisch, Eier, Naturreis, Spinat, Schweinefleisch kommt Molybdän in relativ großer Menge vor.

26.16 Selen, essentiell wichtiges Spurenelement

Selen ist ein lebensnotwendiges Spurenelement. Es ist ein Bestandteil von Gewebe und Organen wie Leber, Niere, Milz und Herz, Gehirn, Muskeln und Hoden. Die wichtigsten bekannten Aufgaben von Selen liegen bei der DNA-Biosynthese und der Synthese bestimmter Enzyme, im Immunsystem, im Hormonsystem der Schilddrüse und im Zusammenspiel mit den starken Antioxidantien Vitamin E und Vitamin C. Selen zählt somit zu den wichtigsten Antioxidantien, die den Körper vor gefährlichen freien Radikalen schützen.

Pflanzliche Nahrungsmittel, die gut mit Selen ausgestattet sind, sind Nüsse, allen voran sind es die Paranüsse, sie sind das Schwergewicht unter den Selenlieferanten. Insbesondere die Kerne aus einem bestimmten Gebiet im Urwald Boliviens zeichnen sich durch einen meist sehr hohen Selengehalt aus. Mangelerscheinungen sind erhöhte Infektions- und Krebsanfälligkeit, Bluthochdruck, Infarktgefahr, Rheuma, Leberfunktionsstörungen, vorzeitige Alterung.

26.17 Vanadium, essentiell wichtiges Spurenelement

Das Element besitzt verschiedene biologische Bedeutungen und ist für viele Lebewesen essenziell. So spielt es eine Rolle bei der Steuerung von Enzymen der Phosphorylierung und wird von Bakterien zur Stickstofffixierung genutzt. Es ist wichtig für Knochen, Zähne, Blutfette und die Blutzucker-Senkung. Vanadium wird vor allem benötigt, um Zähne und Knochen zu mineralisieren. Vanadium findet sich vor allem in Meeresfrüchten, Nüssen und Hülsenfrüchten vor. Die Essentialität für den Menschen ist bis heute nicht eindeutig geklärt. (Quelle: Wikipedia)

26.18 Zink, essentiell wichtiges Spurenelement

Zink ist ein unterschätzter Mineralstoff und essentielles, lebenswichtiges Spurenelement. Zink ist nach Eisen das mengenmäßig bedeutendstes Spurenelement im menschlichen Körper. Es ist an vielen Stoffwechsel Prozessen beteiligt. Für beinahe alle unsere Körperfunktionen ist Zink zwingend notwendig. Wie Magnesium ist auch Zink an über 300 Enzymen beteiligt und für einen geregelten Stoffwechsel unabdingbar.

Zink ist ein Baustein von Antikörpern und Hormonen und beteiligt sich am Aufbau von weißen Blutkörperchen. Es fördert die Aufnahme von Vitamin A und dient zur Stabilisierung der DNS. Zink verbessert die Insulinproduktion und Zuckerverwertung. Zink kommt auf rein pflanzlicher Basis in reichlich Vollkorngetreide, Hülsenfrüchten und Nüssen vor. Mangelerscheinungen sind Diabetes, Hautkrankheiten, brüchige Nägel.

26.19 Arsen, essentiell wichtiges Spurenelement

Arsenverbindungen kennt man schon seit dem Altertum. Die biologische Bedeutung des Arsens für den Menschen ist nicht vollständig geklärt. Mangelerscheinungen wurden bisher aber nur an Tieren nachgewiesen. Für viele Tiere ist Arsen ein essentielles Spurenelement. So zeigen Hühner oder Ratten bei arsenfreier Ernährung deutliche Wachstumsstörungen. Arsen führt zur verstärkten Bildung der sauerstoff-transportierenden roten Blutkörperchen. Im Menschen wurde es zusammen mit Thallium in fast jedem Organ nachgewiesen. (Quelle: Wikipedia)

26.20 Bor, essentiell wichtiges Spurenelement

Bor ist ein möglicherweise essentielles Spurenelement, das unter anderem positiven Einfluss auf Knochenstoffwechsel und Gehirnfunktion hat. Die genaue Funktion des Bors ist bis heute nicht bekannt. Man vermutet, dass es an Transporten von Stoffen durch die Zellmembran beteiligt ist. Für viele Tiere ist Bor essentiell, die Essentialität für den Menschen wird bisher nur vermutet, könnte aber nicht nachgewiesen werden. Hohe Konzentrationen an Bor können die Aktivität von Enzymen hemmen und zahlreiche Krankheiten verursachen. Bor findet sich vor allem in Nüssen, Mandeln, Rosinen, Grünem Blattgemüse, Hülsenfrüchten, Birnen, Pflaumen, Datteln oder Äpfel. (Quelle: Wikipedia)

26.21 Cadmium, essentiell wichtiges Spurenelement

Cadmium wird vom Menschen hauptsächlich durch die Nahrung aufgenommen. Zu den cadmiumreichen Nahrungsmitteln zählen Leber, Pilze, Muscheln und andere Schalentiere, Kakaopulver und getrockneter Seetang. Darüber hinaus enthalten Leinsamen viel Cadmium, weshalb empfohlen wird, täglich nicht mehr als 20 g Leinsamen zu sich zu nehmen. Zudem kommt es seit der Einführung von Kunstdüngern zu einer Anreicherung von Cadmium auf landwirtschaftlichen Flächen und somit in nahezu allen Lebensmitteln. Auch Tabakrauch transportiert relativ große Cadmiummengen in die Lungen, von wo aus es sich mit dem Blut im Körper verteilt. Cadmium kann sich Industrie- oder umweltbedingt allmählich im Körper anreichern und eine schwer erkennbare chronische Vergiftung hervorrufen. (Quelle: Wikipedia)

26.22 Lithium, essentiell wichtiges Spurenelement

Als Spurenelement ist Lithium in Form seiner Salze ein häufiger Bestandteil von Mineralwasser. Im menschlichen Organismus sind geringe Mengen Lithium vorhanden. Das Element ist jedoch nicht essenziell und hat keine bekannte biologische Funktion. Jedoch haben einige Lithiumsalze eine medizinische Wirkung und werden in der Lithiumtherapie bei bipolaren Affektstörungen, Manie, und Depressionen eingesetzt. Lithium wird heute vor allem genutzt, um psychische Erkrankungen zu behandeln. Die Essentialität ist bis heute noch nicht sicher geklärt, da beim Menschen noch keine auf Lithiummangel zurückzuführenden Krankheiten festgestellt werden konnten. Lithium findet sich vor allem in Milch, Eiern, Fleisch und Getreide. (Quelle: Wikipedia)

26.23 Nickel

Die Funktion des Nickels ist noch umstritten. Der umstrittenen Essentialität von Nickel steht die Existenz mehrerer Enzyme gegenüber, die im Normalfall Nickel enthalten, darauf aber nicht angewiesen sind. Nickel findet sich vor allem in Fisch, Getreide, Obst und Gemüse. In hohen Dosen wirkt es toxisch. Das Einatmen anorganischer Nickelverbindungen ist mit einem erhöhten Krebsrisiko der Lunge und der oberen Luftwege verbunden. Außerdem ist ein erhöhter Nickelgehalt in der Atemluft und im Trinkwasser ein Risikofaktor für eine Sensibilisierung gegen Nickel bei Kindern. (Quelle: Wikipedia)

26.24 Rubidium

Für Pflanzen ist Rubidium vermutlich nicht essentiell, bei Tieren scheint es für den normalen Verlauf der Trächtigkeit notwendig zu sein. Rubidium wirkt im zentralen Nervensystem und beeinflusst dort die Konzentration von Neurotransmittern, ein Einsatz von Rubidium als antidepressiver Wirkstoff wird diskutiert. Ein Rubidium Mangel kann bei Dialysepatienten vorliegen. Der Rubidium Bedarf des Menschen dürfte bei weniger als 100 µg pro Tag liegen. Mit der üblichen Mischkost kommt er auf etwa 1,7 mg am Tag. Tee und Kaffee liefern Erwachsenen im Mittel 40 % der verzehrten Rubidium Menge. (Quelle: Wikipedia)

26.25 Silizium

Elementares Silicium ist für den menschlichen Körper ungiftig, in gebundener silicatischer Form ist Silicium für den Menschen wichtig. Silizium ist im menschlichen Körper an der Knochenentwicklung und am Bindegewebestoffwechsel beteiligt. Silizium ist vor allem in Kartoffeln, Weizenkorn und Petersilie enthalten. Mangelzustände beim Menschen sind bisher nicht bekannt. Als Kieselerde werden Präparate zum Einnehmen angeboten. Eine Wirkung ist wissenschaftlich nicht nachgewiesen. Ein Überschuss an Silicium kann zur Auflösung von roten Blutkörperchen führen und als direkte Folge Zellveränderungen verursachen. (Quelle: Wikipedia)

26.26 Zinn

Auch die Funktion des Zinns ist bisher noch nicht genau bekannt. Man vermutet, dass es für die Tertiärstruktur von Proteinen und für Redoxsysteme wichtig ist. Die Essentialität ist bisher noch nicht sicher geklärt, es ist in zahlreichen Nahrungsmitteln enthalten. In hohen Konzentrationen wirkt es toxisch. (Quelle: Wikipedia)

26.27 Fluor (Fluorid)

Fluor ist, laut hochoffizieller Definition, KEIN essentielles Spurenelement. Ein Fluoridmangel ist nicht bekannt. Im Gegenteil, in großen Mengen wirkt Fluor toxisch. Das Bundesinstitut für Risikobewertung fasste dies in seiner Information Nr. 037 vom 12. Juli 2005 sehr gut mit den folgenden Worten zusammen: „ist für den Menschen nicht lebensnotwendig. Dagegen kann ein Zuviel an Fluorid zu einem Gesundheitsrisiko werden." Fluorid ist weiterhin als künstliche Zusätze in Wasser, Zahncremes, Salzen etc. enthalten. Es soll für die Härtung des Zahnschmelzes verantwortlich sein und somit Karies vorbeugen helfen. Die essentielle Wirksamkeit ist indes umstritten. Es beeinflusst möglicherweise das Wachstum im Kindesalter.

Quelle:
www.topfruits.de
www.zentrum-der-gesundheit.de

27 Ungesunde Lebensmittel - die Top 9

Es gibt gesunde, weniger gesunde und eindeutig ungesunde Lebensmittel. Wenn Sie die gesunden bevorzugen und von den weniger gesunden nur ab und zu etwas essen, sind Sie bereits auf dem richtigen Weg. Die eindeutig ungesunden Lebensmittel jedoch sollten Sie grundsätzlich links liegen lassen. Streichen Sie jetzt die neun ungesündesten Lebensmittel aus Ihrem Speiseplan. Sie werden sich nicht nur wohler fühlen, sondern auch automatisch überflüssiges Gewicht verlieren.

27.1 Die schwarze Liste der ungesündesten Lebensmittel

Heute gilt dies als ungesund und morgen das. Und nicht selten wird behauptet, dass jenes, was gestern noch ungesund war, plötzlich äußerst gesund sei oder umgekehrt. Lassen Sie sich nicht mehr verwirren. Und vor allem, lassen Sie sich nicht mehr weismachen, dass Sie – um Genuss erleben zu können – "sündigen", also ungesunde Produkte essen müssten.
Wahrer Genuss ist nur mit solchen Lebensmitteln möglich, die Ihrem Körper Kraft und Energie schenken und nicht mit industriellen Kreationen, die Ihren Organismus belasten und schwächen.
Der vermeintliche Genuss, den wir beim Verzehr mancher ungesunder Lebensmittel zu verspüren glauben, ist lediglich die Befriedigung einer Sucht – ganz ähnlich wie das Glück eines Rauchers beim Lungenzug oder die Seligkeit eines Alkoholikers in der Erwartung seines nächsten Rausches.

Doch gibt es auch ungesunde Lebensmittel, die im Grunde nicht einmal übermäßig gut schmecken. Sie werden nur gegessen, weil Werbestrategen behaupten, sie seien gesund (z. B. Proteinriegel), was sie aber beim genaueren Hinsehen gar nicht sind. Das Opfer eines scheußlichen Geschmacks wird also ganz umsonst gebracht.
Der Lohn ist nicht die großartige Gesundheit, auch nicht umwerfende Schönheit, sondern eher das Gegenteil!

Die neun ungesündesten Lebensmittel
Während es also Lebensmittel gibt, die trotz ihrer Nachteile durchaus auch Vorteile für unsere Gesundheit haben können (Eier, Fleisch, Vollkornprodukte etc.), gibt es neun Lebensmittel, die ausschließlich Nachteile mit sich bringen – außer für den Hersteller, dem bringen sie natürlich auch ein paar Vorteile.

Die folgende Hit-Liste der neun ungesündesten Lebensmittel sollten Sie sich einprägen. Und wenn Sie ein gesteigertes Interesse daran haben, gesund zu bleiben, dann essen Sie diese Lebensmittel am besten nie wieder

27.2 1. Weißmehl und Weißmehl-Produkte

Weißmehl, Weißbrot, Nudeln aus Weißmehl, Kekse aus Weißmehl etc. sind völlig frei von Vitaminen und auch annähernd frei von Mineralstoffen. Gleichzeitig sind sie recht energiereich, also kalorienreich. Daher spricht man in diesem Zusammenhang von leeren Kalorien. Sie füllen unseren Bauch, ohne uns die so dringend benötigten Mikronährstoffe zu liefern.

Gleichzeitig braucht unser Körper Vitamine und Mineralstoffe, um Weißmehl Produkte verdauen und verstoffwechseln zu können. Da die Weißmehl Produkte diese nicht liefern, müssen die erforderlichen Mikronährstoffe aus den körpereigenen Vorräten entwendet werden, was langfristig – abhängig von der übrigen Ernährungsweise – eine Mangelsituation entstehen lassen kann.

Weißmehl stammt ferner in den meisten Fällen aus glutenhaltigen Getreidearten, bevorzugt aus Weizen. Gluten jedoch hat zahlreiche negative Auswirkungen auf unsere Gesundheit, nicht zuletzt auf den Darm, aber auch auf unsere geistige Leistungsfähigkeit.

Zu guter Letzt handelt es sich bei Weißmehl um ein konzentriertes Kohlenhydrat, das im Körper zu nichts anderem als reinem Zucker umgewandelt wird. Dieser Umstand setzt die Bauchspeicheldrüse massiv unter Druck, da sie immer wieder hohe Mengen Insulin freisetzen muss, um den Zucker in die Zellen zu schaffen und den Blutzuckerspiegel zu senken. Diabetes könnte die Folge sein.

Es kommt ferner zu häufigen Schwankungen des Blutzuckerspiegels mit einerseits hohen Werten und dann wieder mit Unterzuckerphasen. Blutzuckerschwankungen gelten jedoch als Mitursache für Heißhunger Attacken, für Übergewicht, für Akne, für Hormonstörungen und für vieles andere mehr.

Wählen Sie statt Weißmehl also grundsätzlich Vollkornmehl, im Idealfall frisch gemahlen. Bevorzugen Sie Dinkel statt Weizen und probieren Sie häufiger einmal glutenfreie Beilagen aus. Praxistipps zur glutenfreien Ernährung finden Sie hier: Glutenfrei leben

27.3 2. Weißer Reis

Auch beim weißen Reis handelt es sich um fast reine, also isolierte und konzentrierte Kohlenhydrate, denen ein Großteil der wertvollen Mikronährstoffe beim Schälen des Reiskorns entzogen wurde. Die Verstoffwechslung des weißen Reises bringt daher auch ähnliche Probleme mit sich wie jene, die wir beim Weißmehl beschrieben haben.

Vollkornreissorten sind also in jedem Fall die intelligentere Wahl. Brauner Reis versorgt mit Mineralstoffen, Vitaminen und einem ausgewogenen Blutzuckerspiegel.

27.4 3. Herkömmliche Fertiggerichte

Die meisten kommerziellen Fertigprodukte enthalten eine Vielzahl von Zusatz- und Inhaltsstoffen, die das identische Gericht, würde man es frisch zubereiten, nicht einmal im Ansatz benötigen würde. Das ist ganz normal. Schließlich müssen Fertiggerichte über einen langen Zeitraum unverändert gut aussehen und lange haltbar sein.

Gleichzeitig werden industrielle Fertiggerichte meist nicht aus jenen hochwertigen Rohstoffen zubereitet, die vielleicht Sie verwenden würden, wenn Sie dasselbe Gericht frisch kochen würden. Sicher kaufen Sie für ein Kartoffelgericht frische Kartoffeln und kein Kartoffelmehl, und für Desserts nehmen Sie frische Eier und kein Flüssig-Ei.

Auch industriell verarbeitete und gehärtete Öle und Fette werden Sie in Ihrer Küche nicht einsetzen, weil Sie natürlich Transfette vermeiden möchten. Stattdessen nehmen Sie hochwertiges und kaltgepresstes Olivenöl, Leinöl und Kokosöl aus biologischer Erzeugung. Öle und Fette dieser Art gibt es in herkömmlichen Fertiggerichten jedoch nicht.

Sicher wissen Sie auch, dass das Vorkochen und Aufwärmen von Speisen für deren Vitalstoffpotential nicht unbedingt ideal ist. Fertiggerichte aber sind in der Regel vor gegart, damit sie nur noch rasch aufgewärmt werden müssen.

Herkömmliche Fertiggerichte sind also nichts für die gesunde Küche. Bereiten Sie Ihre Mahlzeiten lieber selbst aus frischen Zutaten zu. Notfalls – für Tage, an denen es schnell gehen muss – wählen Sie hochwertige Fertig- oder Halbfertiggerichte aus dem Bio-Handel.

27.5 4. Mikrowellenpopcorn

Dieses Fast-Food-Produkt gilt bei Filmfans und anderen Naschkatzen als eine der beliebtesten Knabbersachen – dabei ist Mikrowellenpopcorn eines der ungesündesten Lebensmittel, die Sie überhaupt essen können. Nahezu jede Komponente des Mikrowellenpopcorns, vom möglicherweise genetisch veränderten Mais und dessen hohem Kohlenhydratgehalt über das industriell verarbeitete Salz (bei salzigem Popcorn), den hohen Zucker- oder Süßstoff Gehalt (bei süßem Popcorn) bis zu den Konservierungsmitteln ist schädlich für Ihre Gesundheit und steigert Ihr Erkrankungsrisiko. Hinzu kommt außerdem, dass derartiges Popcorn eine aromatisierende Chemikalie namens Diacetyl enthält, die Ihre Lunge angreifen kann.

Wenn Sie ab und an gerne Popcorn essen, dann greifen Sie am besten auf biologisch angebauten Mais zurück, den Sie zu Hause selbst in der Pfanne zu Popcorn verwandeln können, und veredeln Sie dieses Popcorn dann mit gesunden Zutaten wie zum Beispiel Kokosöl, Bio-Butter und naturbelassenem Salz.

27.6 5. Wurst- und Fleischwaren mit Nitriten

Aufschnitt, Dauerwurst, Hot Dogs, Bacon und viele andere Fleisch- und Wurstsorten, die Sie im Supermarkt bekommen, enthalten sehr häufig große Mengen an Natriumnitrit und anderen chemischen Konservierungsmitteln, die Herzerkrankungen und Krebs verursachen können. Wenn Sie Fleisch essen wollen, dann halten Sie sich vor allem an ungepökeltes Fleisch, das frei von Nitriten ist. Am besten wäre es in diesem Fall, wenn Sie außerdem auf Fleischprodukte aus Biobetrieben (Grasfütterung) zurückgreifen könnten.

27.7 6. Seitan

Seitan ist ein anderer Begriff für Gluten. Bei Seitan handelt es sich also um das reine Gluten, das aus Weißmehl hergestellt wird, indem man aus diesem die Stärke entfernt und letztendlich nur noch das Gluten übrigbleibt. Seitan wird oft zur Herstellung von Fleischersatzprodukten verwendet, z. B. zu vegetarischem Gulasch, vegetarischem Aufschnitt, vegetarischen Würstchen etc. Die Nachteile des Seitans haben Sie schon weiter oben unter Punkt 1 erfahren.
Wenn Sie vegetarische Fleischersatz-Produkte kaufen, dann wählen Sie besser solche aus Lupinenprotein, aus Gemüse oder auch aus Bio-Tofu.

7. Herkömmliche Protein- und Energieriegel
Angesichts der Art und Weise, wie Energie- und Proteinriegel häufig beworben werden, könnte man fast der Meinung sein, diese Produkte seien hervorragende Ergänzungen zu einer gesunden Ernährung. Leider enthalten diese Riegel aber in den allermeisten Fällen nichts Natürliches mehr. Sie bestehen vorwiegend aus industriell verarbeiteten Soja- oder Milch-Proteinen, raffiniertem Zucker, Süßstoffen, hydrierten Fetten (Transfetten), künstlichen Aromen und anderen schädliche Zusatzstoffen, die allesamt zur Entstehung chronischer Erkrankungen beitragen können.
Steigen Sie daher besser auf Energieriegel oder Energiekugeln aus dem Bio-Handel um. Diese bestehen in den meisten Fällen bevorzugt aus Nüssen, Saaten, Trockenfrüchten und sonst nichts weiter. Riegel dieser Art können auch sehr gut selbst gemacht werden. Und wenn Sie glauben, Sie bräuchten eine Extra-Portion Eiweiß, dann mischen Sie in Ihre selbst gemachten Proteinriegel noch etwas biologisches und rein pflanzliches Reisprotein oder Hanfprotein oder auch das basische Lupinenprotein – und schon sind Sie rundum mit hochwertigem Eiweiß versorgt.

27.8 8. Herkömmliche Süßigkeiten

Ähnlich wie bei den Proteinriegeln verhält es sich bei allen herkömmlichen Süßigkeiten. In Süßigkeiten ist – außer der einen oder anderen Nuss – tatsächlich nichts enthalten, was auch nur annähernd nützlich oder gesund für uns sein könnte.

Die Inhaltsliste eines beliebten Riegels könnte in etwa so aussehen:
Zucker, Erdnüsse, Glukosesirup, Magermilchpulver, Kakaobutter, Kakaomasse, Sonnenblumenöl, Milchzucker, Butterreinfett, Pflanzenfett, Molkenpulver, Salz, Emulgator Sojalecithin, Eiweiß Pulver, Vanilleextrakt, hydrolisiertes Milcheiweiß.

Wir haben also isolierte Kohlenhydrate (Zucker, Sirup, Milchzucker), industriell aufbereitete Eiweiße, höchstwahrscheinlich Lecithin aus gentechnisch veränderten Sojabohnen und Fette, die aus produktionstechnischen Gründen stark verarbeitet wurden, woraufhin sich ein gewisser Teil Transfette bildete. Wer sollte so etwas essen wollen?
Wenn Sie sich diesen Schokoriegel weiter betrachten, dann werden Sie feststellen, dass dieser mit knapp 60 Gramm Gewicht gut 500 Kalorien hat, also so viel wie ein üppiges, aber gesundes Frühstück. Während das Frühstück Sie für die nächsten Stunden sättigt und Ihnen alles liefert, was Sie für einen halben Tag benötigen, bringt Ihnen der Riegel nichts außer schädlicher und den Körper belastender Stoffe sowie eine Heißhunger Attacke binnen einer Stunde.

Herkömmliche Süßigkeiten sind also äußerst ungesund. Das bedeutet aber nicht, dass Sie ab sofort nichts Süßes mehr genießen dürften. Keinesfalls! Es geht darum, dass Sie Ihre Süßigkeiten sorgfältig auswählen (im Bio-Handel) oder diese künftig aus hochwertigen Zutaten selbst herstellen. So ist beispielsweise gesunde Schokolade aus Kakaobutter, Bio-Kokosöl, Kakaopulver, Honig (oder einem anderen unbedenklichen Süßungsmittel), etwas Vanille und nach Wunsch mit Nüssen binnen einer halben Stunde hergestellt.

27.9 9. Softdrinks

Softdrinks enthalten entweder Zucker, künstliche Süßstoffe und Zuckeraustauschstoffe oder Glucose-Fructose-Sirup. Zusätzlich sind sie – je nach Sorte – voller künstlicher Aromen und aufputschendem Koffein. Mit der enthaltenen Phosphorsäure schaden sie außerdem zunächst den Zähnen und anschließend dem Säure-Basen-Haushalt und damit Ihrem gesamten Organismus.

27.10 Ändern Sie Ihr Leben!

Schon wenn Sie nur Ihre tägliche Softdrink-Menge durch stilles Wasser ersetzen, können Sie eine spürbare Besserung Ihres Befindens erleben, da Ihrem Körper auf diese Weise eine Menge schädlicher Stoffe erspart bleibt und er stattdessen plötzlich reichlich Wasser zur Verfügung hat, das er zur Ausschwemmung von Giften und Schlacken nutzen kann. Und wenn Sie die übrigen acht ungesunden Lebensmittel ebenfalls kontinuierlich reduzieren, werden Sie erstaunt sein, wie sich Ihr Leben plötzlich verändern wird!

Im nächsten Blog-Beitrag werde ich Euch die 9 gesündesten Lebensmittel vorstellen. Euch allen ein schönes Wochenende! GLG Eure Katrin

Quelle: www.zentrum-der-gesundheit.de

28 Gesunde Lebensmittel - die Top 9

Vorweg ein paar Zeilen von mir für Euch:
Wenn Ihr Fragen habt, dann könnt Ihr Euch gerne mit mir per E-Mail in Verbindung setzen.
gesundheits_und_ernaehrungs_trainer@arcor.de

Diese Info findet Ihr auch auf meiner Homepage:
www.gesundheits-und-ernaehrungs-trainer.de

Ein schönes Wochenende und viele liebe Grüße sendet Euch Katrin

Alle hier aufgeführten Lebensmittel habe ich selber getestet und ausprobiert. Die Verwendung dieser Lebensmittel wird Eure Kreativität anregen, Ihr werdet staunen, was für neue Geschmacksrichtungen Ihr dadurch kennenlernt.

Gesunde Lebensmittel kennen Sie sicher viele. Kennen Sie auch die gesündesten der gesunden Lebensmittel? Wenn Sie täglich zwei dieser gesündesten Lebensmittel in Ihren Speiseplan einbauen und die ungesündesten Lebensmittel meiden, ernähren Sie sich bereits ziemlich gesund. Essen Sie täglich jedoch mehr als zwei der gesündesten Lebensmittel, dann können Sie allein mit Ihrer Ernährung Krankheiten vorbeugen, Ihr Wunschgewicht erreichen und sich rundum wohler fühlen.

Die neun gesündesten Lebensmittel
Es gibt Lebensmittel, die krebserregend sind, Lebensmittel, die zu einem hohen Cholesterinspiegel beitragen können, Lebensmittel, die unsere Knochen brüchig machen, Lebensmittel, die entzündungsfördernd wirken und natürlich auch Lebensmittel, die dick machen. Diese Bösewichte haben Sie bereits in unserem Artikel „Die neun ungesündesten Lebensmittel" kennengelernt.

Doch gibt es genauso gesunde Lebensmittel, die Krebs bekämpfen, die den Cholesterinspiegel senken, die unsere Knochen stärken, die Entzündungen hemmen, die das Immunsystem stärken, die mit Mineralstoffen versorgen, die den Muskelaufbau fördern und die viele weitere supergesunde Auswirkungen mehr auf unseren Körper haben.

Die gesündesten Lebensmittel nun weisen sogar mehrere dieser positiven Eigenschaften gleichzeitig auf. Doch wer gehört zu den Top Nine? Welche Lebensmittel sind die gesündesten? Unsere Hit-Liste der neun gesündesten Lebensmittel verrät es Ihnen.
Diese Liste sollte am besten in Ihrer Küche hängen. Auf diese Weise vergessen Sie nie, genug dieser Lebensmittel einzukaufen und Sie vergessen nie, ausreichend davon zu essen!

28.1 Lebensmittel Nr. 1: Brokkoli und Brokkoli Sprossen

Brokkoli ist in jeder Form ein Superfood – als Gemüse, Rohkost oder auch als würzige Brokkoli Sprossen. Brokkoli regt im Körper die Bildung eines Stoffes an, der Krebs vorbeugen und sogar bestehenden Krebs bekämpfen kann – insbesondere Brust-, Prostata-, Darm- und Gebärmutterhalskrebs.

Darüber hinaus liefert Brokkoli Sulforaphan, einen sekundären Pflanzenstoff mit hochgradig antioxidativer Wirkung. Sulforaphan ist einerseits ebenfalls in der Krebsbekämpfung tätig, hilft aber auch bei Alzheimer und Arthritis. Wenn Sie die segensreichen Wirkungen des Brokkoli voll auskosten möchten, dann sollten Sie in ein und derselben Mahlzeit Brokkoli gemeinsam mit Brokkoli Sprossen essen.
Diese Kombination soll nämlich – laut einem Forscherteam der Universität von Illinois – die Krebs bekämpfenden Effekte des Brokkoli annähernd verdoppeln.

Drei bis fünf solcher Mahlzeiten pro Woche genügen offenbar bereits, damit der Brokkoli im Körper zu wirken beginnt. Wichtig ist dabei, dass das Gemüse auch richtig – nämlich enzymschonend - zubereitet wird. Kochen Sie den Brokkoli also nicht, sondern dämpfen Sie ihn nur so kurz wie möglich. Bereiten

Sie Brokkoli-Gerichte außerdem nie in der Mikrowelle zu, da dort gerade jene Antioxidantien im hohen Maß zerstört werden, auf die man beim Brokkoli angewiesen wäre.

Brokkoli Sprossen sind leicht selbst zu ziehen. Besorgen Sie sich dazu Bio-Brokkoli-Keimsaatgut, ein Keimgerät und legen Sie gemäß Anleitung – die Sie auch hier finden – los. In wenigen Tagen sind Ihre Brokkoli Sprossen erntereif und können verzehrt werden. Unter Punkt 9 finden Sie weitere Sprossen-Informationen.

Für alle, die für die Sprossenzucht keine Zeit haben, gibt es Brokkoli Sprossen auch pulverisiert mit hohen Sulforaphangehalt.
Lesen Sie alles über die Wirkungen des Brokkoli und der Brokkoli Sprossen in unseren

28.2 Lebensmittel Nr. 2: Hanfsaat

Die kleinen Samen des Hanfs, die Hanfnüsschen, sind für den Menschen nicht nur ein köstliches, sondern auch ein ganz besonders wertvolles Lebensmittel – und zwar schon seit Urzeiten.
Hanfnüsschen liefern zahlreiche Antioxidantien, Vitamin E und von den B-Vitaminen besonders das Vitamin B2. Ja, Hanf ist sogar eine der besten pflanzlichen Vitamin-B2-Quellen. Vitamin B2 ist sehr wichtig für die Schilddrüse, die Augen und die Haut. Es spielt beim Muskelaufbau eine wichtige Rolle und ist an der Bildung der Stresshormone beteiligt. Lassen also Ihre Augen nach, leiden Sie gelegentlich an rissigen Mundwinkeln oder gesprungenen Lippen, schuppt sich Ihre Haut? Dann wird es Zeit für Hanf!

Hanf versorgt Sie dabei nicht nur mit schützenden Vitaminen, sondern auch mit einem hochwertigen Eiweiß. Das Hanfkörnchen besteht gar aus bis zu 24 Prozent aus einem für den Menschen leicht verwertbaren Protein.

Wer also glaubt, man müsse Fleisch, Fisch und Eier essen, um an ein vollständiges Aminosäureprofil zu gelangen, hat sich noch nicht näher mit Hanf beschäftigt. Wenn man daher seine Proteinversorgung etwas aufpeppen möchte, dann genügen bereits 2 bis 3 Esslöffel Hanfprotein pro Tag, das man in Säfte oder Smoothies mixt. Sportler können gut die doppelte Menge vertragen (auf zwei Portionen aufgeteilt). Hanfsaat gibt es geschält und kann in dieser Form wunderbar in Shakes, Suppen oder Soßen gemixt oder über Salate und Gemüse gestreut werden. Hanfsaat kann auch genau wie etwa Sonnenblumenkerne in Gebäck- und Brotteige gemischt werden. Wenn man die Hanfsaat mahlt, kann das entstandene Hanfmehl bis zu 20 Prozent einem herkömmlichen Mehlrezept beigefügt werden und verleiht der Rezeptur ein nussiges Aroma.

Leckere Bratlinge lassen sich aus Hanf ebenfalls fertigen. Dazu stellt man einen Teig aus gemahlener Hanfsaat, Haferflocken, Semmelbröseln, einem Ei und Gewürzen her, formt Frikadellen und brät sie in etwas Kokosöl goldbraun.

Neben den Hanfnüsschen gibt es aus Hanf auch das feine Hanföl. Sein Omega-6-Omega-3-Verhältnis ist optimal und bewegt sich bei etwa 3,75: 1. Aus diesem Grund gehört das Hanföl – genau wie die Hanfnüsschen - in jede gesunde Ernährung und ganz besonders in die Ernährung von Menschen mit chronischen Erkrankungen.

Chronische Erkrankungen sind nämlich häufig auf chronische Entzündungsprozesse zurückzuführen und das richtige Fettsäurenverhältnis im Hanf kann hier entzündungshemmend wirken. Zu den chronischen Entzündungskrankheiten gehören z. B. Arthritis, Arteriosklerose, Parodontitis, Diabetes, Bluthochdruck, viele chronische Nervenleiden, chronisch entzündliche Darmerkrankungen uvm.
Da Hanf ferner die seltene Gamma-Linolensäure (GLA) enthält, können die Nüsschen oder das Hanföl auch bei Neurodermitis oder dem prämenstruellen Syndrom Einsatz finden. Die GLA wirkt sich nicht nur positiv auf die Haut, sondern auch auf den weiblichen Hormonspiegel aus.

Hanföl passt sehr gut zu Salaten aus Wurzelgemüse oder anderen Rohkostgerichten. Erhitzen sollte man es nicht.

28.3 Lebensmittel Nr. 3: Chiasamen

Chiasamen sind winzige Körnchen, die aus Mexiko stammen und zu den absoluten Superfoods gehören. Ein Teelöffel Chia genügt – so heißt es in Mexiko – um einen Menschen 24 Stunden lang ausreichend mit Nährstoffen zu versorgen.

Wenn man sich die Nährwerte der kleinen Samen ansieht, dann verwundert diese Aussage nicht mehr. Chiasamen liefern doppelt so viel Eiweiß wie herkömmliches Getreide, dreimal so viel Eisen wie Spinat und fünfmal so viel Calcium wie Milch. Das Omega-6-Omega-3-Verhältnis in Chia ist hervorragend.
Während die moderne Ernährung oft 15 bis 20mal mehr Omega-6-Fettsäuren liefert als Omega-3-Fettsäuren, enthält die Chiasaat dreimal so viele Omega-3-Fettsäuren wie Omega-6-Fettsäuren und sorgt damit für ein antientzündliches und heilungsförderndes Milieu im Körper.
Chiasaat erinnert aufgrund dieses Fettsäuremusters an Leinsamen. Doch kann man Leinsamen nicht sehr gut lagern. Er wird schnell ranzig. Chiasaat hingegen kann jahrelang gelagert werden, ohne Nährstoffeinbussen zu erleiden.

Ähnlich wie der Leinsamen quillt die Chiasaat in Flüssigkeiten ebenfalls stark auf. Sie reguliert daher die Verdauung, lindert Sodbrennen, hält den Blutzuckerspiegel konstant und wirkt entgiftend. Man kann aus der Chiasaat dank ihres starken Quellvermögens wunderbare Puddings und Shakes zubereiten.

28.4 Lebensmittel Nr. 4: Löwenzahn

Die kann ein Unkraut bei den gesündesten Lebensmitteln stehen? Ganz einfach: Löwenzahn ist in Wirklichkeit kein Unkraut. Es wurde nur so von Menschen genannt, die mit dem Löwenzahn nichts anzufangen wissen. Löwenzahn ist jedoch nicht nur eines der gesündesten Lebensmittel, sondern außerdem auch ein wunderbares und noch dazu kostenloses Heilmittel.

Der Zustand unseres Verdauungssystems ist bekanntlich ausschlaggebend für unsere Gesamtgesundheit. Ist der Darm, die Galle oder die Leber krank, dann funktioniert im Grunde nichts mehr so richtig – weder die Nährstoffaufnahme noch die Gift- und Schlackenausscheidung. Der Körper wird immer kränker und kränker. Der Löwenzahn nun hat genau auf diese so wichtigen Organe einen ganz erstaunlichen Einfluss.

Er reguliert die Verdauung, aktiviert die Magensaftsekretion, lindert Blähungen, fördert den Gallenfluss, hilft daher gegen Gallensteine und verbessert außerdem den Fettstoffwechsel, so dass der Cholesterinspiegel wieder annehmbare Werte annimmt.

Auch auf die Harnwege wirkt der Löwenzahn ganz hervorragend, so dass er bei Blasenentzündungen oder anderen Harnwegsinfekten sehr gut eingesetzt werden kann.
In letzter Zeit mehren sich ferner die wissenschaftlichen Studienergebnisse, die des Löwenzahns krebsbekämpfende Wirkung beweisen. So soll der Löwenzahn nicht nur bei Prostata- und Brustkrebs sowie bei chronisch lymphatischer Leukämie, sondern auch bei bereits chemotherapieresistentem Hautkrebs die entarteten Zellen in den Zelltod schicken können.

Natürlich kann man den Löwenzahn als Tee zu sich nehmen. In Form von grünen Smoothies und Salaten versorgt er jedoch mit ungleich mehr Vitalstoffen. So liefert der Löwenzahn beispielsweise vierzigmal mehr Betacarotin als Kopfsalat, viermal so viel Magnesium und neunmal so viel Vitamin C. Dazu kommen all die hilfreichen Bitterstoffe und sekundären Pflanzenstoffe, die dem Löwenzahn sein antioxidatives Potential verleihen.

Wenn die Witterung die Löwenzahnernte vereitelt oder man gerade keine Zeit dazu hat, ins Grüne zu fahren, kommt man dennoch in den Genuss der einzigartigen Nährstoffkomposition des Löwenzahns, nämlich mit Hilfe des Löwenzahnwurzelextrakts. In der Wurzel des Löwenzahns steckt die geballte Kraft der Pflanze. Daher genügt vom Extrakt bereits ein halber Teelöffel täglich.

28.5 Lebensmittel Nr. 5: Kokosnuss

Die Kokosnuss liefert eine Vielzahl an unterschiedlichen Lebensmitteln. Natürlich geht nichts über eine frische Kokosnuss. In der Küche jedoch ist sie nicht so vielseitig einsetzbar wie z. B. das Kokosöl, das Kokosmus oder die Kokosmilch.

Kokosprodukte sind jedoch nicht nur für vielerlei Zwecke zu gebrauchen - als Lebensmittel, als Heilmittel und als Körperpflegemittel – sie schmecken außerdem unglaublich gut und bieten zusätzlich enorme gesundheitliche Vorteile. Die Kokosnuss MUSS also in die Top 9 der gesündesten Lebensmittel.
Das Fett der Kokosnuss besteht vorwiegend aus gesättigten Fettsäuren. Deshalb stand man ihr lange Zeit skeptisch gegenüber. Heute aber weiß man, dass die gesättigten Fettsäuren der Kokosnuss sogar vor Arterienverkalkung und Herzinfarkt schützen können, da sie eher das „gute" HDL-Cholesterin erhöhen, was dann insgesamt zu einer verbesserten Fettstoffwechselsituation führt.

Kokosöl enthält außerdem einen hohen Anteil an Fettsäuren, die die Zellwände von Bakterien regelrecht aufweichen können (Laurinsäure, Caprinsäure u. a.), so dass Kokosöl bei den unterschiedlichsten Infektionskrankheiten zu einem milderen Verlauf führen kann oder dazu, dass die Krankheit gar nicht erst ausbricht – wenn das Kokosöl regelmäßig zum Speiseplan gehört. So konnte die schädigende Auswirkung des Kokosöls beispielsweise bereits bei Staphylokokken, Streptobazillen, Helicobacter pylori, Chlamydien und vielen anderen nachgewiesen werden.

Aufgrund seiner antibakteriellen, aber auch antimykotischen (pilzfeindlichen) Wirkung ist Kokosöl auch das Körper Öl der Wahl, wenn die Haut an Pilzinfektionen leidet. Kokosöl hat ferner eine abschreckende Wirkung auf Zecken, Flöhe etc., so dass es nicht nur SIE vor sommerlichem Ungeziefer schützen kann, sondern auch Ihren Hund.

Da die mittelkettigen Fettsäuren des Kokosöls ferner sehr leicht verdaulich sind, können sie bei einer Bauchspeicheldrüsenschwäche oder auch bei Gallenproblemen äußerst hilfreich sein. In diesen Fällen sind andere Fette oft nur noch mit Beschwerden verzehrbar. Kokosöl hingegen versorgt auch dann den Organismus noch mit wertvollen Nährstoffen und verhindert dabei Übelkeit und Völlegefühl.
Kokosöl soll bei täglichem Verzehr auch die Alzheimer-Krankheit vorbeugen und sogar lindern können. Ein Versuch ist es in jedem Fall wert. Lesen Sie hier mehr darüber, wie die Ärztin Dr. Newport die Alzheimer-Symptome Ihres Mannes mit Hilfe von Kokosöl mindern konnte: Kokosöl bei Alzheimer
Von besonderem Interesse ist für viele Menschen, dass Kokosöl ferner eine stoffwechselaktivierende Wirkung hat, den Grundumsatz steigern kann und auf diese Weise bei Diäten zur Gewichtsreduktion das Fett der Wahl sein sollte.

Da Kokosprodukte so vielseitig einsetzbar sind und es inzwischen unzählige Rezepte mit Kokosöl und Kokosmilch gibt, ist der tägliche Einsatz derselben kein Problem mehr. Auch beim Braten ist das Kokosöl ein zuverlässiger Begleiter, da es äußerst hitzestabil ist und beim Erhitzen keine schädlichen oxidativen Prozesse stattfinden.

Die Kokosmilch gibt es außerdem inzwischen als gut lagerfähiges und leicht verwendbares Kokosmilchpulver, das schnell angerührt ist und ganz vorzüglich in Shakes, Smoothies und natürlich asiatische Gerichte passt.

28.6 Lebensmittel Nr. 6: Brennnessel

Die Brennnessel gilt – wie schon der Löwenzahn – als höchst unbeliebtes Unkraut. Das ändert jedoch nichts an der Tatsache, dass die Brennnessel im Grunde eines der gesündesten Lebensmittel ist, die man so oft wie möglich essen sollte.

Es ist mittlerweile sogar wissenschaftlich erwiesen, dass die Brennnessel gegen Arthrose, Arthritis, Prostata- und Blasenbeschwerden hilft und bei chronisch entzündlichen Darmbeschwerden wirksam sein kann.

Die Samen der Brennnessel sind hingegen eines der natürlichsten Allround-Nahrungsergänzungsmittel der Welt. Sie stellen die Wirkung so mancher teuren Vitalitätstonika in den Schatten und werden traditionell auch gegen Haarausfall eingesetzt.

Brennnesselblätter – mit Handschuhen geerntet - lassen sich für Suppen, Smoothies, Aufläufe, Quiches, Gemüsetorten oder für einen feinen Kräutertee mit hochbasischer Wirkung nutzen. Die Brennnesselsamen hingegen passen in Müsliriegel, Brot- und Brötchenrezepte, Gewürzmischungen oder werden einfach aufs Butterbrot gestreut. In Smoothies kann man sie selbstverständlich ebenfalls mixen. Oder man nimmt sie einfach täglich löffelweise wie ein Nahrungsergänzungsmittel.

28.7 Lebensmittel Nr. 7: Quinoa

Quinoa, das perfekte Wunderkorn der Inka, sollte so oft wie möglich die heute üblichen Beilagen (Reis, Teigwaren, Pommes frites etc.) ersetzen. Quinoa liefert ein für pflanzliche Lebensmittel ungewöhnlich vollständiges Aminosäurespektrum und ist daher sehr gut zur Optimierung der Proteinversorgung geeignet. Während nämlich viele Getreide arm an Lysin sind, enthält Quinoa sehr viel davon. Lysin ist übrigens jene Aminosäure, die auch gegen eine Metastasierung von Krebs wirksam sein kann. Auf ähnliche Weise wirkt Lysin auch gegen arteriosklerotische und allergische Prozesse im Körper. (Lesen Sie hier mehr über den entsprechenden Wirkmechanismus: Quinoa – Das Gold der Inka)

Darüber hinaus enthält Quinoa sehr viel Eisen, Magnesium und deutlich mehr Calcium sowie mehr Vitamin E als Weizen oder Roggen.

Gerade aufgrund des hohen Magnesiumgehalts gemeinsam mit einem – im Vergleich zu Hafer - doppelt so hohen Vitamin-B2-Gehalt kann Quinoa Migränepatienten dabei helfen, ihre Schmerzattacken zu beseitigen – wenn es regelmäßig verzehrt wird.

Da Quinoa glutenfrei ist, kann es problemlos von Menschen mit Zöliakie und auch von Weizenallergikern verzehrt werden. Ja, Quinoa gehört nicht einmal zu den Getreiden, sondern ist ein Gänsefussgewächs und führt daher weder zur oft getreidetypischen Verschleimung des Verdauungssystems noch weist es die gravierenden Nachteile des Weizens auf.

Auch die glykämische Last von Quinoa ist deutlich niedriger als die von den typischen Teig- und Backwaren, von Reis oder von Kartoffelgerichten. Quinoa schont daher den Blutzuckerspiegel und sorgt dafür, dass die Kohlenhydrate nur langsam ins Blut übergehen.

Genießen Sie Quinoa gekocht als Beilage oder in Salaten, als frische Quinoa-Sprossen, gepoppt oder geflockt in Müslis, Brot und Brötchen oder auch als gesundes und schnelles Quinoa-Bio-Fertiggericht.

Quinoa ist darüber hinaus ein Tryptophanlieferant der Extraklasse. Diese Aminosäure wird im Gehirn zur Herstellung unseres Glücks- und Wohlfühlhormons Serotonin gebraucht. Tryptophan ist auch reichlich in Fleisch, Fisch und Eiern enthalten. Doch gelangt das Tryptophan aus diesen Lebensmitteln nicht so leicht ins Gehirn. Nimmt man jedoch Quinoa zu einem bestimmten Zeitpunkt (nüchtern) und in einer bestimmten Zubereitungsform (roh und fein gemahlen) zu sich, dann kann das Tryptophan ins Gehirn gelangen und dort zur Serotoninherstellung genutzt werden.

28.8 Lebensmittel Nr. 8: Chlorella-Alge

Was soll man über ein Lebensmittel schreiben, das so viele positive Auswirkungen hat, dass sich damit dicke Bücher füllen lassen. Wo soll man beginnen? Was soll man aufzählen, was lässt man weg? Die Chlorella-Alge ist ein solches Lebensmittel.

Ihr Chlorophyllgehalt ist der höchste, der je bei einer Pflanze gemessen wurde. Wollte man jetzt allein die Wunderwirkungen des Chlorophylls aufzählen, wäre ein weiteres Buch damit gefüllt. So sorgt Chlorophyll beispielsweise für gesundes und reines Blut, für einen sauberen Darm und für gesunde Schleimhäute. Es absorbiert Körpergerüche und wirkt daher gegen Mundgeruch oder Transpirationsgerüche. Chlorophyll hilft dem Körper außerdem dabei, Krebsvorstufen zu erkennen und sie rechtzeitig auszumerzen.

Gleichzeitig gilt Chlorophyll als hervorragender Leberschutzstoff, da es an der Entgiftung von Toxinen aller Art beteiligt ist – ganz gleich, ob es sich um Aflatoxine (Schimmelpilzgifte), um Abgase, um Zigarettenrauch oder um Dioxin handelt.

Zur Optimierung der Chlorophyllversorgung sind neben der Einnahme von Chlorella auch Getreidegräser höchst empfehlenswert, wie z. B. Gerstengras, Dinkelgras oder Weizengras.
Die Chlorella-Alge nun enthält jedoch nicht nur Chlorophyll, sondern noch viele weitere entgiftende Komponenten. Erst diese Mischung sorgt dafür, dass die Chlorella-Alge eine der ersten und besten Maßnahmen darstellt, wenn man den Organismus entschlacken, entgiften und innerlich reinigen möchte. Aus diesem Grund ist die Chlorella-Alge auch eine wichtige Komponente bei der Quecksilberausleitung nach der Amalgamentfernung.

Die Chlorella-Alge liefert außerdem eines der umfangreichsten Spektren sekundärer Pflanzenstoffe der Welt. Kaum eine andere Pflanze kann hier mithalten. Chlorella beispielsweise wirkt gegen Bakterien und Pilze und verstärkt sogar die Wirkung von schulmedizinischen Antibiotika und Antimykotika. Da die Chlorella-Alge gleichzeitig die Darmflora schützt, sollte sie auch bei einer solchen Medikamenteneinnahme keinesfalls abgesetzt werden.
Die ideale Chlorella-Dosis beträgt zweimal täglich 1 bis 1,5 Gramm (insgesamt also 2 bis 3 Gramm) – jeweils zu den Mahlzeiten. Zur Entgiftung kann die Dosis gesteigert werden.
Als hochinteressante Lektüre empfehlen wir das Buch „Doktor Chlorella!" von Dr. Frank Liebke.

28.9 Lebensmittel Nr. 9: Sprossen

Kauft man Salat und Gemüse, dann liegt dessen Erntezeitpunkt meist bereits seit einigen Tagen zurück. Mit jedem Transport- und Lagertag sinkt der Vitalstoffgehalt und die Energie im Gemüse. Frisch geerntetes Gemüse erhält man allerhöchstens noch in manchen Hofläden oder wenn man eine Abokiste von einem Bio-Hof bezieht. Ideal wäre es da, man könnte sein Gemüse selbst anpflanzen. Das geht jedoch aus Platz- und Zeitmangelgründen heute leider nur noch selten.

Eine wunderbare Alternative stellt hier die Sprossenzucht dar. Sprossen können ganzjährig ohne großen Aufwand auf der Fensterbank oder auf dem Küchentisch gezogen werden. Wenn Sie Ihre eigenen Sprossen schließlich ernten und essen, dann sind diese noch voller Vitalität und Lebenskraft. Vitalstoffverluste sind für Sprossen ein Fremdwort. Mit einem eigenen Garten könnte Ihre Vitalstoffversorgung daher kaum besser sein. Und so gehören Sprossen zu dem allergesündesten Lebensmittel, die man sich heute nur wünschen kann.

Nehmen Sie zur Arbeit einfach ein leckeres Dinkelvollkornbrot mit Butter oder einem feinen vegetarischen Brotaufstrich mit und in einem separaten Schüsselchen frische Sprossen. Fertig ist Ihr gesundes Pausenbrot (oder das Ihrer Kinder). Sie mögen Sprossen pur nicht so sehr? Dann geben Sie ein leckeres Dressing oder ein Pesto darüber.

Die Keimsaat für die Sprossenzucht ist außerdem höchst preiswert. Aus einem kleinen Päckchen Saatgut können Sie zahlreiche Sprossenmahlzeiten gewinnen. Langweilig wird die Sprossenküche auch nicht, da es unzählige Sprossensorten gibt: Brokkoli Sprossen, Quinoasprossen, Mungbohnensprossen, Rettichsprossen, Sonnenblumenkernsprossen, Linsensprossen, Rotkohlsprossen, Lauchsprossen und viele weitere mehr.

Besorgen Sie sich einige Keimgläser oder ein Keimgerät sowie eine Auswahl an Bio-Keimsaat und starten Sie durch in die faszinierende Welt der Sprossenzucht – die auch Ihren Kindern viel Freude machen wird.

Täglich zwei, drei oder alle neun Lebensmittel?

Sicherlich haben Sie bereits festgestellt, dass es kein Problem darstellen dürfte, täglich mindestens zwei dieser überaus gesunden Lebensmittel in Ihren Speiseplan einzubauen. Im Gegenteil, wenn Sie alle diese Lebensmittel im Hause haben, könnten Sie sogar ohne großen Aufwand täglich alle neun verzehren.

- Frühstücken Sie beispielsweise einen grünen Smoothie mit Gerstengraspulver und nehmen Sie dazu Ihre erste Dosis Chlorella-Algen.
- Nehmen Sie einen Brennnesselriegel mit zur Arbeit oder zur Uni.
- Nehmen Sie vor dem Mittagessen einen halben Teelöffel Löwenzahnwurzelextrakt.
- Essen Sie mittags eine Vorspeise aus einem Salat mit frischen Sprossen.
- Als Dessert gönnen Sie sich einen Chia-Pudding.
- Trinken Sie am Nachmittag einen Shake aus 1 EL Kokosmus, geschälter Hanfsaat, frisch gepresstem Orangensaft und einer Banane – alles gut gemixt im Personal Blender oder Vitamix.
- Essen Sie abends Quinoa mit Brokkoli (evtl. gemeinsam mit Brokkoli Sprossen). Vergessen Sie Ihre zweite Chlorella-Portion nicht.
- Lassen Sie den Tag mit einem basischen Brennnesseltee ausklingen.

Wenn Sie gleichzeitig die ungesündesten Lebensmittel meiden, werden Sie alsbald eine große Überraschung erleben. Ihr Körper wird sich Woche für Woche vitaler und kräftiger fühlen, Ihre Haut wird glatt und rosig, Ihre Konzentrationsfähigkeit steigt, Ihre Müdigkeit verschwindet, Ihr Wunschgewicht rückt unaufhaltsam näher und gewisse Leiden werden immer weniger.

Quelle: www.zentrum-der-gesundheit.de

29 Honig im Kopf

Wir haben uns den Film „Honig im Kopf" angeschaut, wir haben gelacht und geweint. Dieser Film hat uns nachdenklich werden lassen. Deshalb habe ich mich auf die Suche gemacht und im Internet eine Recherche gestartet und viel gelesen, was ich dort erfahren habe, das möchte ich Euch heute mit meinen eigenen Worten mitteilen.

29.1 Homocystein

Homocystein ist ein Risikofaktor für Gefäßerkrankungen. Erhöhte Homocysteinkonzentrationen werden aber auch häufig bei neurologischen Störungen gefunden. Bezüglich der Demenzerkrankungen ist bedeutsam, dass Homocystein wie ein stimulierender bzw. anregender Botenstoff im Gehirn wirken kann. Zusätzlich kann Homocystein auch zu einer Störung der Blut-Hirn-Schranke führen. Wissenschaftler aus Algerien publizierten im April 2014 eine Fallkontrollstudie mit 41 Alzheimerpatienten und 46 nicht dementen Kontrollpersonen. Sie konnten nachweisen, dass eine Hyperhomocysteinämie ein Risikofaktor für die Alzheimererkrankung war und mit einem Vitamin-B12-Mangel verbunden war.

29.2 Antioxidative Vitamine

US-Wissenschaftler konnten nachweisen, dass bei Patienten mit leichter bis moderater Alzheimererkrankung eine Gabe von 2000 I.U. Alpha-Tocopherol (eine Vitamin E-Art) pro Tag den funktionellen Abbau verlangsamte.

29.3 Acetyl-L-Carnitin

In einem Fachartikel, der 2014 publiziert wurde, beschäftigten sich zwei US-Wissenschaftler mit Nahrungsergänzungsmitteln als Zusatztherapie für die Behandlung neurodegenerativer Erkrankungen. Sie wiesen darauf hin, dass es eine Zahl von Studien gibt, in der eine Gabe von Acetyl-L-Carnitin einen günstigen Effekt hinsichtlich einer Verlangsamung des kognitiven (z.B.: Die Wahrnehmung, die Aufmerksamkeit, die Erinnerung, das Lernen, das Problemlösen betreffend) Abbaus bei der Alzheimererkrankung zeigte.

29.4 Eisen

Wissenschaftler aus Australien untersuchten verschiedene Parameter des Eisenstoffwechsels bei der Alzheimererkrankung. Sie fanden einen starken Zusammenhang zwischen Anämie (Blutarmut) und Alzheimererkrankung. Die Patienten mit Alzheimererkrankung hatten u.a. typische niedrigere Hämoglobinkonzentrationen. Die Alzheimererkrankung erwies sich als starker Risikofaktor für Anämie. Die Auswertung der Daten zeigte also, dass die Alzheimererkrankung durch eine Anämie negativ beeinflusst wird.

29.5 Selen

Selen ist ein wichtiges antioxidatives Spurenelement, und es ist bekannt, dass eine verminderte antioxidative Kapazität mit kognitivem (z.B.: Die Wahrnehmung, die Aufmerksamkeit, die Erinnerung, das Lernen, das Problemlösen betreffend) Abbau assoziiert ist. Brasilianische Wissenschaftler untersuchten bei Patienten mit Alzheimererkankung, bei Patienten mit milder kognitiver Beeinträchtigung und bei einer Kontrollgruppe die Selenkonzentrationen im Plasma und in den Erythrozyten. Die Patienten der Alzheimergruppe zeigten die niedrigsten Selenkonzentrationen im Plasma. Es wurde beobachtet, dass die Selenkonzentrationen in den Erythrozyten sehr eng mit dem kognitiven Abbau eine Wechselbeziehung eingehen. Man kam zu dem Schluss, dass ein Selenmangel zu einem kognitiven Abbau bei älteren Menschen beitragen könne.

29.6 Vitamin D

"Wissenschaftler aus den USA untersuchten anhand von Daten der Cardiovascular Health Study, wie sich die Konzentration von 25(OH)D auf das Risiko von Demenzerkrankungen und auf das Risiko von Morbus Alzheimer im Besonderen auswirkte. Das Risiko für die genannten Erkrankungen stieg bei einer Vitamin D3-Konzentration unter 20 ng/ml. markant an. Forscher aus Finnland untersuchte anhand von Daten der Mini-Finland Health Survey den Zusammenhang zwischen Demenzerkrankungen und der 25_(_OH_) _D-Konzentration. Analog zu der US-amerikanischen Studie wurde nachgewiesen, dass ein niedriger Vitamin-D-Status als Risikofaktor für Demenzerkrankungen anzusehen ist."

29.7 Wie kann ich einer Demenzerkrankung vorbeugen:

- Durch einen erholsamen Schlaf
- Krankhafte Schlafstörungen sollten behandelt werden
- Kopfverletzungen sind zu vermeiden
- Durch regelmäßige Bewegung
- Viele Aktivitäten in frischer Luft absolvieren (Spaziergänge, Gartenarbeit usw.)
- Das Gehirn aktiv halten durch Gehirnjogging, Kreuzworträtsel, beim Einkauf im Kopf die Preise zusammenrechnen usw.(www.neuronation.de)
- Statine (Wirkstoff in Medikamenten) erhöhen Demenzrisiko
- Durch eine gute Zahlpflege
- Vorsichtig und Verantwortungsvoll mit Alkohol umgehen
- Statt Cola oder andere zuckerhaltige Getränke lieber Apfelsaft (zuckerfrei) trinken
- Kaffee (koffeinhaltig) 3-6 Tassen pro Tag
- Verzehr von Transfetten (vor allem in Fertiggerichten) vermeiden
- Vitamin-D-Mangel vermeiden, da ein Mangel das Risiko für eine Demenzerkrankung erhöht

29.8 Und welche Lebensmittel fördern die Gesundheit unseres Gehirns?

Wer gerne Fisch mag, für den wird es kein Problem sein, genügend Omega-3-Fettsäuren zu sich zu sich zu nehmen.

- Lachs
- Thunfisch
- Makrele
- Hering
- Austern
- Garnelen
- Scholle
- Kabeljau

Es existieren zahlreiche Studien über eine positive Auswirkung von Omega-3-Fettsäuren zur Vorbeugung von Demenz. Ihnen wird eine protektive Wirkung zugeschrieben, die die Regeneration der Nervenzellen unterstützt und die Zerstörung der Nerven im Gehirn von Demenz-Patienten hinauszögern kann.

Es ist nachgewiesen, dass in erster Linie die Vitamine C und D, Vitamin B 6 und Folsäure sowie das Provitamin A (Beta-Carotin), B12 (Kobalamin) Demenz-Erkrankungen vorbeugen können.

- Paprikaschoten
- Brokkoli
- Rosenkohl
- Kopfsalat
- Kürbis
- Karotten (enthalten einen hohen Anteil an Beta-Carotin)
- Grünkohl
- Spinat
- Chicorée
- Feldsalat
- Grünkohl
- Rosenkohl
- Mangold
- Tomaten
- Eisbergsalat
- Erbsen
- Buschbohnen
- Pfifferlinge
- Roten Rüben (Rote Beete)
- Hagebutten
- Johannisbeeren
- Kiwi
- Aprikosen
- Blutorangen
- Nektarien
- Oliven
- Dill
- Petersilie
- Sojaprodukte
- Einige kaltgepresste Pflanzenöle
- Mandeln

Grünes Blattgemüse, Hülsenfrüchte, Orangen und Vollkornprodukte enthalten einen hohen Anteil an Vitamin B und Folsäure und sollen die Hirnleistung verbessern. Lange ist man davon ausgegangen, dass Vitamin E auch eine positive Wirkung haben kann. Dies wird jedoch aktuellen Studien zufolge nicht bestätigt. Alle Vitamine sollten hauptsächlich über Lebensmittel aufgenommen werden und nicht in Form von Nahrungsergänzungsmitteln.

Außerdem folgende Gewürze:

- Zimt
- Curry
- Kurkuma

Empfehlenswert ist beispielsweise die Mittelmeerküche mit viel Obst, Gemüse und Hülsenfrüchten, viel Fisch und abgesehen davon weniger tierischen Lebensmitteln, Olivenöl und ab und zu einem Gläschen Rotwein. Wissenschaftler sind sich ausnahmsweise einig, dass diese Ernährung geeignet ist, Herz und Hirn länger gesund zu erhalten.

Über die Vitamin D und B12 werde ich Euch in einem meiner nächsten Blog-Beiträge berichten, da dies ebenfalls unglaublich spannende Themen ist und viel Platz braucht.

Wenn Ihr Fragen habt, dann könnt Ihr Euch gerne mit mir per E-Mail in Verbindung setzen.
gesundheits_und_ernaehrungs_trainer@arcor.de

Diese Info findet Ihr auch auf meiner Homepage:
www.gesundheits-und-ernaehrungs-trainer.de

Ein schönes Wochenende und viele liebe Grüße sendet Euch Katrin

Referenzen und Quellen:
www.diagnostisches-centrum.de
Rita Cardoso B, Silva Bandeira V et al.: Selenium status in elderly: relation to cognitive decline; J Trace Elem Med Biol. 2014 Oct;28(4):422-6Jose R. Santos, Auderlan M. Gois, et al.: Nutritional status, oxidative stress and dementia: the role of selenium in Alzheimer's disease; Front Aging Neurosci. 2014; 6: 206; Published online 2014 Aug 28.
Nazef K, Khelil M et al.: Hyperhomocysteinemia is a risk factor for Alzheimer's disease in an Algerian population; Arch Med Res. 2014 Apr;45(3):247-50.
Agnew-Blais JC, Wassertheil-Smoller S, et al.: Folate, vitamin B-6, and vitamin B-12 intake and mild cognitive impairment and probable dementia in the Women's Health Initiative Memory Study; J Acad Nutr Diet. 2015 Feb;115(2):231-41.
Bonetti F, Brombo G et al.: Cognitive Status According to Homocysteine and B-Group Vitamins in Elderly Adults; J Am Geriatr Soc. 2015 Jun;63(6):1158-63.
Dysken MW, Sano M et al.: Effect of vitamin E and memantine on functional decline in Alzheimer disease: the TEAM-AD VA cooperative randomized trial; JAMA. 2014 Jan 1;311(1):33-44.
Li Y, Liu S, Man Y et al.: Effects of vitamins E and C combined with β-carotene on cognitive function in the elderly; Exp Ther Med. 2015 Apr;9(4):1489-1493.
Bigford GE, Del Rossi G et al.: Supplemental substances derived from foods as adjunctive therapeutic agents for treatment of neurodegenerative diseases and disorders; Adv Nutr. 2014 Jul 14;5(4):394-403.
Faux NG, Rembach A et al.: An anemia of Alzheimer's disease; Mol Psychiatry. 2014 Nov;19(11):1227-34.
Littlejohns TJ, Henley WE et al.: Vitamin D and the risk of dementia and Alzheimer disease; Neurology. 2014 Sep 2;83(10):920-8.
Knekt P, Sääksjärvi K et al.: Serum 25-hydroxyvitamin d concentration and risk of dementia; Epidemiology. 2014 Nov;25(6):799-804
Chei CL, Raman P et al.: Vitamin D levels and cognition in elderly adults in China; J Am Geriatr Soc. 2014 Nov;62(11):2125-9.
Toffanello ED, Coin A et al.: Vitamin D deficiency predicts cognitive decline in older men and women: The Pro.V.A. Study; Neurology. 2014 Dec 9;83(24):2292-8.

30 Seit heute ist meine erste Publikation beim Grin ;-) Verlag veröffentlicht worden!

Am 16. November 2015 ist meine erste Publikation beim Grin-Verlag veröffentlicht worden.

www.grin.com/e-book/309878/

ISBN online: 978-3-668-08751-4

Darüber freue ich mich sehr!

Liebe Grüße und einen schönen Start in die neue Woche, Katrin

31 Baobab – Maca – Lucuma – Moringa – Camu-Camu

Wichtig ist bei allen hier aufgeführten Nahrungsergänzungsmitteln, dass sie nicht erhitzt werden.

Sie können unter das Frühstücksmüsli gerührt werden, oder einer Salatsoße hinzugefügt werden, ebenso können sie in Joghurt eingerührt werden.

Oder so wie ich es mache, für meinen Frühstücks-Smoothie:

2 gestrichenen Esslöffeln Baobab
1 gestrichener Teelöffel Maca
1 Teelöffel Lucuma
1 Esslöffel Moringa
1 gestrichener Teelöffel Camu-Camu
Gemixt mit Wasser, Milch, Kefir, Molke bzw. Fruchtmolke usw.

Dann esse ich sehr gerne dazu mein selbst hergestelltes Rohkostmüsli aus frisch gemahlenem Dinkel und Hafer, welches ich über Nacht in Flüssigkeit einweiche und am anderen Morgen mit Nüssen, frischen oder getrockneten Früchten, Sahne und Ahornsirup, Honig oder Agavendicksaft bereichere.

So gestärkt gehe in den Tag an und weiß genau, das ich für mich und meinen Körper schon mal was Gutes getan habe. So ein Frühstück belastet meinen Körper nicht und hält lange satt.

31.1 Baobab

Der Afrikanische Affenbrotbaum entstammt der Familie der Malvengewächse. E kann eine Höhe von 19 Metern einen Stammdurchmesser von 10,64 Metern erreichen. Für uns ist das essbare Fruchtfleisch von Bedeutung.
Schon geringe Vitalstofffehlmengen können unser Immunsystem beeinträchtigen. Es gibt kein Lebensmittel in unserer Welt, welches alle Nährstoffe enthält, die wir brauchen. Daher ist es wichtig, abwechslungsreich zu Essen um ausreichend Vitamine und Mineralien zu sich zu nehmen. Baobab kann uns dabei helfen.

Baobab enthält viel Vitamin C und viel Vitamin B6. Beide Vitamine helfen dem Körper, das Immunsystem intakt zu halten. Außerdem fördert Vitamin C die Aufnahme von Eisen.

Das reine und natürliche Baobab Pulver hat tolle Eigenschaften:
- Probiotisch & präbiotisch wirksam (nährt die Darmflora)
- Hoher Vitamin C-Gehalt (stark antioxidativ)
- Natürlicher Calcium-Gehalt mit einem guten Calcium-Phosphor-Verhältnis
- Ideales Ballaststoffverhältnis (22% löslich & 22% nicht-löslich)

2 gestrichenen Esslöffeln für meinen Frühstücks- Smoothie.

31.2 Maca

Die Macapflanze gehört zur Gattung der Kressen aus der Familie der Kreuzblütengewächse.
Mit über 60 verschiedenen Vitalstoffen besitzt Maca deutlich mehr gesundheitlich wertvolle Inhaltsstoffe als so manche andere Pflanze.

Die getrockneten Wurzeln enthalten 13 bis 16 % Proteine und einen sehr hohen Anteil an essentiellen Aminosäuren und Omega-3-Fettsäuren, die den Körper bei allen wichtigen Stoffwechselvorgängen unterstützen.

Außerdem ist Maca besonders reich an Antioxidantien. Diese mindern den oxidativen Stress im Organismus. Oxidativer Stress gilt als mitverantwortlich für den Alterungsprozess und wird in Zusammenhang mit der Entstehung einer Reihe von Krankheiten gebracht.

Maca ist auch reich an Kalzium und Zink, Jod, Eisen, Kupfer und Mangan.

Ihre Vitamine B2, B5, C und Niacin machen die Maca zu einer wertvollen Pflanze. Darüber hinaus enthält die Maca-Wurzel auch pflanzliche Sterole, die dem Hormon Testosteron ähneln. Diese fördern auf ganz natürliche Weise die Durchblutung des Beckengewebes und stimulieren die Testosteron- und bei Frauen die Östrogenbildung.

Nebenbei können sie den Cholesterinspiegel senken, indem sie die Aufnahme des Cholesterins im Dünndarm hemmen!

Durch diese Fülle an Nähr- und Vitalstoffen ist Maca für uns von Bedeutung, da Maca die Vitalität, Kraft und Ausdauer erhöhen kann.

1 gestrichener Teelöffel für meinen Frühstücks- Smoothie.

31.3 Lucuma

Lucuma ist eine süß schmeckende Frucht, die auf dem Lucuma Baum in den Anden Südamerikas und in Peru wächst. Wegen seiner heilenden Wirkungen ist die Frucht sehr begehrt. Die Inkas haben die subtropische Frucht unter anderem als gesunde Zuckerquelle genutzt. Heutzutage wird die nahrhafte Frucht, die reich an Antioxidantien, Ballaststoffen, Vitaminen und Mineralien ist, gerne als Inka Gold bezeichnet.

Lucuma wirkt sich besonders positiv auf eine gesunde Zellfunktion aus. Durch den hohen Anteil an Mineralstoffen, wie Eisen, Kalium, Kalzium und Phosphor wird ein erheblicher Bedarf der Körperzellen gedeckt.

Durch Antioxidantien wie Beta-Carotin können mit Lucuma die freien Radikale im Körper reduziert werden. Dadurch wird das Immunsystem gestärkt und die Anfälligkeit für Erkältungen wird reduziert.

Ein weiterer Bestandteil ist Niacin. Dies hilft bei der Regulierung des Cholesterinspiegels und der triglyceriden Ebene.

Wichtige Ballaststoffe und eine Vielzahl an B-Vitamine, wie das Vitamin B1, B2, B3 und B5 sind eben-falls enthalten.

Der niedrige glykämische Wert des Lucuma Pulvers verhindert Schwankungen des Blutzuckerspiegels. Deshalb ist die Verwendung besonders für Diabetiker empfehlenswert. Statt Süßstoff oder raffinierten Zucker sollte als Zuckerersatz generell immer Lucuma verwendet werden. Lucuma hat eine appetitzü-gelnde Wirkung und kann somit beim Abnehmen helfen.

Hinweis: Zwei Esslöffel Lucuma entsprechen etwa der Süße von einem Esslöffel Zucker.

Wichtiger Hinweis: Das Beta-Carotin ist ein fettlösliches Vitamin (Vorstufe von Vitamin A) und sollte deshalb in Kombination mit Fett verzehrt werden. So kann dieses Vitamin besser vom Körper aufge-nommen und seine Wirkungen genutzt werden.

1 Teelöffel für meinen Frühstücks- Smoothie.

31.4 Moringa

Moringa oleifera ist in der Himalaya-Region beheimatet und wird der „Baum des Lebens" genannt.
Moringa kann die Konzentration fördern, entschlackt den Körper, fördert die Verdauung, stärkt das Im-munsystem und kann sich regulierend auf den Blutzuckerspiegel auswirken.
Wird Moringa direkt auf die Haut aufgetragen, wirkt sie adstringierend (zusammenziehend).

Die Moringa ist eine sehr gute pflanzliche Proteinquelle, beinhaltet zahlreiche Vitamine, Öle, Fettsäuren, Ballaststoffe, Mikro-und Makroelemente, Mineralien und verschiedene Arten von Antioxidantien und enthält sehr wenige Kalorien.

100 Gramm frische Moringa Blätter liefern:

- 4-mal mehr Eiweiß als Eier
- 7-mal mehr Vitamin C als Orangen
- 10-mal mehr Vitamin A als Karotten
- 25-mal mehr Eisen als Spinat
- 3-mal mehr Kalium als Bananen
- 17-mal mehr Kalzium als Milch
- und das 10-fache der empfohlenen Tagesmenge an Vitamin E

1 Esslöffel für meinen Frühstücks- Smoothie.

31.5 Camu-Camu

Camu-Camu ist ein Strauch aus der Familie der Myrtengewächse.
Das Besondere an diesem Strauch sind seine Früchte, denn diese besitzen mehr als 30-mal so viel Vitamin C wie Apfelsinen oder Zitronen.

Damit gilt der Camu-Camu Strauch als die Pflanze mit dem höchsten Vitamin-C-Gehalt weltweit.
Außerdem ist Camu-Camu sehr reich an Eisen.
Weitere wichtige Inhaltsstoffe sind Phosphor, Beta-Carotin, Calcium sowie andere Mineralien und Spu-renelemente.
Die in Camu-Camu stärkt durch ihren hohen Vitamin C Gehalt das Immunsystem.

Die Einnahme von Camu-Camu kann die Abwehrkräfte stärken, wirkt sich positiv bei Stress aus und kann Depressionen lindern oder vorbeugen.

1 gestrichener Teelöffel für meinen Frühstücks- Smoothie.

Auf meiner Homepage findet ihr unter der Rubrik: INTERESSANTE LINK's Einkaufsquellen für die hier aufgeführten Nahrungsergänzungsmittel!

Wenn Ihr Fragen habt, dann könnt Ihr Euch gerne mit mir per E-Mail in Verbindung setzen.
gesundheits_und_ernaehrungs_trainer@arcor.de

Diese Info findet Ihr auch auf meiner Homepage:
www.gesundheits-und-ernaehrungs-trainer.de

Ein schönes Wochenende und viele liebe Grüße sendet Euch Katrin

32 Chia, Canihua, Amaranth, Quinoa, Hirse und Buchweizen

32.1 Chiasamen

Chiasamen sind eine in Mexiko traditionell genutzte Salbeiart der Azteken.
Die Chiasamen brauchen nicht zerkleinert werden, da der Körper die ganzen Chiasamen verwerten kann.
Säuren und Giftstoffe können durch die Quellfähigkeit der Chiasamen gebunden und ausgeleitet werden.
Chiasamen ist durch seinen hohen Gehalt an gesunden Kohlenhydraten ein super Energie-Spender, außerdem regen sie die Verdauung an.
Das Immunsystem kann gestärkt werden und ein gesunder Blutzuckerspiegel kann unterstützt werden.
Chiasamen können natürliche Blutverdünner sein und können den Bluthochdruck senken.
Sie sorgen außerdem für ein langanhaltendes Sättigungsgefühl und beugen Heißhungerattacken vor, was der einen oder anderen Figur ganz zuträglich ist.

Chiasamen haben eine sehr lange Lagerungsfähigkeit, sie müssen nur trocken und gut verschlossen in einem Gefäß aufbewahrt werden.

Chiasamen liefern fast dreimal so viel Eiweiß, wichtige Omega-3 und Omega-6-Fettsäuren, Proteine, Vitamine, Antioxidantien, Eisen Kalzium und Kalium, wie andere Getreidesorten. Chiasamen sind glutenfrei!

In Kombination mit püriertem Obst ergeben sie einen wunderbaren Fruchtaufstrich, ohne Kochen. Dazu werden 100 gr. Beeren püriert und dann werden 4 Teelöffel Chiasamen untergerührt, dann lässt man das Ganze ca. 15 Minuten quellen und fertig ist die Marmelade zum Frühstück. Oder als Frühstückspudding, dazu lasst Ihr 4 Teelöffel Chiasamen in 100 ml Kokosmilch quellen, lecker!

15 Gramm (2 Esslöffel) pro Tag können roh verzehrt werden und beim Brot- oder Kuchenbacken können 5% des Mehls durch Chiasamen ersetzt werden.

Chiasamen können in rohem Zustand gegessen werden!

32.2 Canihua

Wie Quinoa und Amaranth gehört Canihua zur Familie der Fuchsschwanzgewächse und wird auf Grund von seiner winzig kleinen Körner oft auch als Baby Quinoa bezeichnet. Heimat von Canihua liegt in der Hochebene der Anden bzw. in Peru. Dort baut man die Pflanzen bis heute nach alter Tradition an: Nach der Ernte im Herbst lässt man sie auf dem Feld trocknen und drischt sie dann maschinell oder per Hand.

Für die Naschkatzen unter uns klingt Canihua fast nach der Erfüllung aller Träume: Die feinen Körnchen schmecken süß, sehr schokoladig und leicht nussig, haben 2/3 weniger Fett als Schokolade. Dazu kommt, dass etwa 40 % des enthaltenen Fetts aus der für den Körper ausgesprochen günstigen Linolsäure besteht.

Das ist zweifellos eine gute Nachricht, die nicht ganz so gute allerdings lautet: Auch Canihua ist ziemlich kalorienreich und enthält beachtliche Mengen Kohlenhydrate, wenn auch nur rund 3 g Zucker. Dafür kann Canihua aber mit einer dicken Portion Proteinen punkten. Außerdem liefert das Pseudogetreide pro 100 g mehr als ein Drittel unseres täglichen Bedarfs an Ballaststoffen, ungesättigte Fettsäuren, Mineralstoffe sowie verschiedene B-Vitamine und reichlich Vitamin E und nennenswerte Mengen an Folsäure, Zink und Eisen.

Die Körnchen enthalten bis zu 15 Prozent Eiweiß, außerdem ungesättigte Fettsäuren, Mineralstoffe sowie verschiedene B-Vitamine und reichlich Vitamin E.

In Peru und Bolivien hat Canihua seit Jahrhunderten einen festen Platz in der Naturheilkunde und wird vor allem bei bakteriellen Darm-Infektionen eingesetzt.

Interessant für Allergiker: Canihua enthält weder Gluten noch Laktose, Soja oder Ei.

Verarbeitungshinweise: 100 g ergeben 2 Portionen 1. In den Topf die 3-fache Menge Wasser zum Kochen bringen. Nach Belieben etwas Salz hinzufügen. 2. Canihua zugeben und 15 Minuten leicht köcheln lassen, bis das Wasser ganz aufgenommen wurde. Gelegentlich umrühren.
Gepufftes Canihua bzw. Canihua-Pops schmeckt super als Knabberei und peppt z.B. Müslis auf oder lässt sich über Süßspeisen, Joghurt und Quarkspeisen streuen.

Mit Canihua-Mehl kann man einen köstlichen kakaoartigen Drink mixen oder backen. Das feine hellbraune Mehl eignet sich auch wunderbar für Waffel- und Pfannkuchenteig und zum Backen von Muffins oder Kuchen.
Mit den ganzen Körnchen von Canihua kocht man in Peru und Bolivien gern süße Breie, man kann sie aber auch mahlen und ebenfalls als Kakaoersatz verwenden.

Canihua ist ideal für eine kreative und abwechslungsreiche Küche. Die feinen, schokobraunen Körner haben einen intensiv nussigen Geschmack und kochen locker und körnig. Sie lassen sich sowohl vermahlen, als auch gekocht zum Backen verwenden und eignen sich hervorragend als Basis für bunte Salate, exotische Pfannengerichte oder als Beilage.
Traditionell wird Canihua geröstet, gemahlen und dann als Brei verzehrt oder in Getränke eingerührt.

Nährwerte auf 100 gr.: Energie 1506 kJ / 358 kcal, Fett 8,0 gr. davon 1,5 gr. gesättigte Fettsäuren, 51 gr. Kohlenhydrate, 12 gr. Ballaststoffe, 15 gr. Eiweiß, 0,03 gr. Salz, Folsäure, Zink, Eisen, reichlich Vitamin E und Linolsäure.

32.3 Amaranth

Ist eine Pflanzengattung aus der Familie der Fuchsschwanzgewächse.
Das heilige Korn der Inka und Azteken bzw. das Wunderkorn aus den Anden, zählt zu der ältesten Nutzpflanze der Menschheit. Es diente als Grundnahrungsmittel und als Gabe für die Götter.

Amaranth sorgt unter anderem für eine gesunde Haut und starke Knochen durch Lysin. Lysin ist beteiligt am Energiestoffwechsel und an der Fettverbrennung.

Amaranth liefert Eiweiß, Fett, Kohlenhydrate, Ballaststoffe, Natrium, Kalium, Magnesium, Calcium, Mangan, Eisen, Kupfer, Zink, Phosphor reichlich Vitamin B1 und B2, Lecithin, Lysin und größere Mengen an essentiellen Fettsäuren.
Amaranth ist frei von Gluten (Kleberweiweiß) und daher für Zöliakiekranke geeignet.

Amaranth kann zu feinem Mehl vermahlen werden und beim Brotbacken zusammen mit anderen Getreidearten verarbeitet werden, (1 Teil Amaranth und 2 Teile Getreide).

Wenn Ihr eine Pfanne ganz heiß werden lasst und sie dann vom Herd nehmt und in die heiße Pfanne eine dünne Schicht Amaranth gebt, dann den Deckel schließt, dann dauert es nicht lange und Ihr habt gepopptes Amaranth.
Nach 2-3 Tagen kann Amaranth zu vitalstoffreichen Sprossen heranreifen. Der Lysin Gehalt verdoppelt sich in den Sprossen. Amaranth sollte vor dem Gebrauch in einem Haarsieb gewaschen werden.

Amaranth enthält wie viele andere Lebensmittel auch, bestimmte Gerbstoffe (Antinutritiva), die aber durch die hohe Dichte an Nähr- und Vitalstoffen gut kompensiert werden.

In rohem Zustand sollte Amaranth nicht gegessen werden! Außer als Sprossen.

32.4 Quinoa

Ist eine Pflanzengattung aus der Familie der Fuchsschwanzgewächse.
Quinoa kann gemahlen werden und zum Kochen und Backen verwendet werden, da keine Vitamine enthalten sind, die gegen Hitze empfindlich sind, wie z.B.: Vitamin C. Quinoa sind glutenfrei und basisch.

Quinoa kann beim Abnehmen unterstützen, kann hohen Cholesterinwerte entgegnen, kann den Blutzuckerspiegel in Schach halten, kann Darmpilze entgegenwirken, kann für eine gute Stimmung sorgen, sowie für Ausgeglichenheit und Leistungsfähigkeit sorgen. Die Inhaltsstoffe von Quinoa haben eine sehr gute Bioverfügbarkeit, das heißt, dass die Inhaltsstoffe gut von unserem Körper aufgenommen und verwertet werden.

Quinoa liefert Eiweiß, Fett, Kohlenhydrate, Ballaststoffe, Kalium, Phosphor, Magnesium, Calcium, Natrium, Eisen, Zink, Vitamin B1, Vitamin B3 und alle essentiellen Aminosäuren, darunter auch Lysin.
sekundäre Pflanzenstoffe mit einem hohen Flavoningehalt.

Quinoa und mindestens genauso viel Wasser oder Brühe aufkochen und bei geschlossenem Deckel weiter köcheln lassen und gelegentlich umrühren. Sobald die Flüssigkeit eingezogen ist, vom Herd nehmen und je nach Rezept den gekochten Quinoa weiterverarbeiten. Gekochten Quinoa ins Frühstücksmüsli, in Suppen, als Aufläufe, im Salat, im Nachtisch (wie z.B.: süßer Reis), als Couscous, als Bratlinge, als Füllung für gefüllte Tomaten usw.

In rohem Zustand sollte Quinoa nicht gegessen werden!

32.5 Hirse

Hirse gehört zur Familie der Süßgräser.
Hirse ist frei von Gluten (Kleberweiweiß) und ist daher für Zöliakiekranke geeignet.

Hirse sorgt durch seinen hohen Anteil an Mineralstoffen und Spurenelementen für eine gesunde Haut und gesunde Fingernägel. Außerdem fördert Hirse die Elastizität und die Spannkraft des Bindegewebes.

Hirse liefert hochwertiges Eiweiß, ungesättigte Fettsäuren mit einem hohen Anteil an Linolsäure, Natrium, Kalium, Calcium, Phosphor, Magnesium, Eisen, Fluor, und die Vitamine A, E, B1, B2, B3, B6 und C.

Hirse und mindestens genauso viel Wasser oder Brühe aufkochen und bei geschlossenem Deckel weiter köcheln lassen und gelegentlich umrühren. Sobald die Flüssigkeit eingezogen ist, vom Herd nehmen und je nach Rezept die gekochte Hirse weiterverarbeiten. Gekochte Hirse ins Frühstücksmüsli, in Suppen, als Aufläufe, im Salat, im Nachtisch (wie z.B.: süßer Reis), als Couscous, als Bratlinge, als Füllung für gefüllte Tomaten usw.

Hirse enthält wie viele andere Lebensmittel auch, bestimmte Gerbstoffe (Antinutritiva) – die aber durch die hohe Dichte an Nähr- und Vitalstoffen gut kompensiert werden.

In rohem Zustand sollte Hirse nicht gegessen werden!

32.6 Buchweizen

Buchweizen ist ein Knöterich Gewächs. Buchweizen finden wir auch in unseren Breitengraden bzw. in unseren Wäldern.
Buchweizen ist frei von Gluten (Kleberweiweiß) und ist daher für Zöliakiekranke geeignet.
Buchweizenmehl kann daher als Ersatz für Weizenmehl zum Backen oder Kochen genommen werden.

Buchweizen kann sich positiv auf die Gefäße auswirken, kann dadurch bei Krampfadern sehr hilfreich sein, außerdem kann sich der Buchweizen positiv auf den Blutdruck und Diabetes auswirken. Buchweizen unterstützt starke Knochen durch den Eiweißbaustein Lysin.

Buchweizen enthält hochwertiges Eiweiß, Vitamin A, Beta-Carotin, B1, B2, B3, B5, B6, B7, B9, B12, Folsäure, C, D, E, K und die Mineralstoffe Eisen, Fluor, Kupfer, Mangan, Zink, Flavonoide, Kieselsäure, Rutin und Aminosäuren (Lysin – essentielle Eiweißbaustein und Tryptophan).

Gerösteten Buchweizen zum Müsli geben, Buchweizenpfannenkuchen (Blini), Waffeln oder andere Backwaren wie z.B. Brot und Kuchen. In Salat, Suppe oder als Füllung in z.B.: Paprikaschoten lässt sich der Buchweizen wunderbar mit einarbeiten. Buchweizen nie zu lange garen, dann wird er pappig.

Wenn Ihr Fragen habt, dann könnt Ihr Euch gerne mit mir per E-Mail in Verbindung setzen.
gesundheits_und_ernaehrungs_trainer@arcor.de

Diese Info findet Ihr auch auf meiner Homepage:
www.gesundheits-und-ernaehrungs-trainer.de

Ein schönes Wochenende und viele liebe Grüße sendet Euch Katrin

33 Meine Vitalstoffe im Winter aus Sprossen und Co.

Zuvor einen Hinweis in eigener Sache:
Aus meinem E-Book wurde heute ein Buch, das erste Exemplar habe ich heute Morgen in meinen Händen gehalten!

http://www.grin.com/de/e-book/309878/salutogenese-in-der-gesundheitsberatung-theorie-und-praktische-umsetzung

_____

_____

Eine gesunde Art und Weise ist es, Vitalstoffe über gekeimtes Saatgut aufzunehmen. Zum Keimen bringen, kann man alles was, was nicht chemisch vorbehandelt worden ist.

Ich stelle Euch hier einige Saaten, Getreide und Hülsenfrüchte vor, mit denen ich sehr guten Erfolg habe.

33.1 Allgemeines zum Thema Sprossen:

Solltet Ihr mal übers Wochenende verreisen wollen, dann könnt Ihr den Keimvorgang stoppen, indem Ihr das feuchte Saatgut eingeschlagen in einem feuchten Tuch in den Kühlschrank legt, bei Eurer Rückkehr könnt Ihr dann den Keimvorgang fortsetzen.

Bitte nicht auf einer Heizung ruhen lassen, denn dann kann es passieren, dass die Saaten austrocknen!

Das keimende Saatgut braucht Sauerstoff zum Keimen, daher bitte nicht luftdicht verschließen!

Je nachdem welche Saat Ihr zum Keimen bringen wollt, der Keimprozess der einzelnen Saaten kann sich zeitlich unterscheiden.

Gekeimtes Getreide und gekeimte Hülsenfrüchte verlieren durch das Keimen 2/3 ihrer Kohlenhydrate, was unsere Figur freut!

Sprossen dürfen nicht mitgekocht werden, da sie dann all ihre Vitalstoffe verlieren.
Gekeimtes Saatgut hat zum Teil die fettlöslichen Vitamine A, D, E und K im gekeimten Zustand als Inhaltsstoff, daher denkt bitte daran, dass Ihr alle Keimlinge mit diesen Vitaminen zum Verzehr mit einem Tropfen Öl anreichert, damit all die gesunden Vitalstoffe vom Körper gut aufgenommen werden können.

Ausnahme:
Einige Sprossen aus Hülsenfrüchten enthalten u. a. Hämagglutinine, die sich unter Umständen auf unsere Gesundheit schädlich auswirken können. Auf dem Weg zur Sprosse, werden diese Stoffe nicht vollständig abgebaut. Daher können Sprossen aus Hülsenfrüchten blanchiert oder in heißem Fett aus Kokosöl oder Ghee erhitzt werden. Dadurch werden die restlichen Hämagglutinine (Eiweißstoffe) abgebaut. Beim Blanchieren und Erhitzen gehen dadurch auch einige wärmeempfindlichen Vitamine verloren.

Gekeimtes Getreide und gekeimte Hülsenfrüchte, verlieren durch das Keimen ihre blähende Wirkung und sind dadurch auch bekömmlicher für unseren Magen-Darm-Trakt. Die Vitalstoffe in den Sprossen werden von unserem Körper sehr gut aufgenommen, da es sich um ein natürliches Lebensmittel handelt und nur durch Wasser verändert worden ist. Der Einstieg in eine vollwertige Ernährung, wird uns über diesen Weg erleichtert.

Verwendet werden die Keimlinge im Salat, über den Salat, auf ein Butterbrot, in Dips, zum Schluss als leckere und gesunde Deko auf Kartoffeln, Reis oder Nudeln. Überall, wo Ihr auch Kräuter zu gebt, wenn das Essen fertiggekocht ist, könnt ich die Keimlinge zugeben. Aus Keimlingen könnt Ihr auch tolle reine Sprossen-Salate herstellen, besonders gut eignen sich dazu die Getreide-Sprossen und die Hülsenfrüchte-Sprossen.

Oder wie wäre es mal mit einem Sprossen-Müsli zum Frühstück? Dabei gebt Ihr kein geschrotetes und eingeweichtes Getreide ins Müsli, sondern Keimlinge aus Getreide.

Probiert es einfach aus, seid kreativ, Ihr könnt nichts verkehrt machen. Die Vitalstoffe in den Keimlingen sind alle natürlichen Ursprungs und werden daher vom Körper bestens verwertet. Außerdem sind die Sprossen in keinem Fall schädlich, da natürliche Vitalstoffe nicht überdosiert werden können.

Sprossen haben viele gesunde Inhaltsstoffe wie Vitamine (Vitamin B und C), Ballaststoffe, Spurenelemente, Mineralstoffe, Proteine, Enzyme, und sekundäre Pflanzenstoffe.

Das Keimen gibt den Saaten, Getreide und Hülsenfrüchten einen erheblichen Schub Vitalstoffe mit auf den Weg bis zur Sprosse. Da uns die Vitalstoffe im Winter nicht gerade zufallen, sind Sprossen nicht nur im Winter, eine sehr gute Vitalstoff-Quelle und unterstützen eine vollwertige, regionale und saisonale Ernährung!

Gerade jetzt im Winter, bin ich froh meinen Keimapparat zu haben. Ihr braucht aber nicht unbodingt mit einem Keimapparat anfangen, Ihr könnt auch erstmal probieren, ob gekeimte Saaten etwas für Euren Geschmack sind, indem Ihr Euch ein Glas mit einer großen Öffnung (z.B.: Einkochglas 1 Ltr.) und ein Küchenhandtuch besorgt.

33.2 So gehe ich beim Keimen von Sprossen vor:

Die Saaten, die Ihr zum Keimen bringen wollt, werden erst einmal gründlich gewaschen. Danach kommt die gewaschene Saat in das Einkochglas, dort wird es unter kaltes Wasser gesetzt und über Nacht darin eingeweicht. Das Küchentuch über die Öffnung legen und mit einem Gummiband befestigt, so dass es nicht runterrutschen kann.

Am anderen Morgen (nach ca. 12-15 Stunden) gießt Ihr das Wasser ab, indem Ihr das Glas einfach umdreht und das Wasser durch das Küchentuch laufen lasst, dann das Saatgut nochmals gut mit klarem Wasser durchspülen (das Glas mit Wasser auffüllen und durch das Tuch wieder ablaufen lassen), wenn das Wasser ganz klar ist, dann noch einmal abgießen und das Glas mit dem befestigten Küchentuch einen Tag ruhen lassen. Dieser Vorgang wird über einige Tage wiederholt, bis die Saaten anfangen zu sprießen.

33.3 Alfalfa

2 Esslöffel in ein Glas (Siehe: So gehe ich beim Keimen von Sprossen vor)
Die Keimzeit beträgt ungefähr sechs bis acht Tage. Die fertigen Keimlinge gehören über einen Salat, oder einfach pur essen. Sobald Ihr die Keimlinge mit Dressing ertränkt, fallen sie in sich zusammen und verlieren ihre Knackigkeit.

Nach der Keimzeit haben die Alfalfa-Sprossen folgende Inhaltstoffe entwickelt:
Das blutbildende Chlorophyll, reichlich Pro-Vitamin-A, Vitamin-B-Komplex, Vitamine D, E und K. Die Sprossen liefern außerdem reichlich Eiweiß und alle essentiellen (lebensnotwendigen) Aminosäuren.

Die Keimlinge können bei der Entgiftung des Körpers unterstützen, durch ihre antitoxischen und reinigenden Eigenschaften. Sie können bei Erschöpfung helfen, wieder fit zu werden, sie sorgen für ein gutes Kalzium-Phosphor-Gleichgewicht, was für unsere Knochen von großer Bedeutung ist. Außerdem stärken die Keimlinge unsere Abwehrkräfte.

33.4 Brokkoli

2 Esslöffel in ein Glas (Siehe: So gehe ich beim Keimen von Sprossen vor)
Die Keimzeit beträgt ungefähr vier bis acht Tage. Die fertigen Keimlinge gehören über einen Salat, oder einfach pur essen. Sobald Ihr die Keimlinge mit Dressing ertränkt, fallen sie in sich zusammen und verlieren ihre Knackigkeit. Ihr könnt die Brokkoli-Sprossen auch super über das Brokkoli-Gemüse streuen, dadurch wertet Ihr den gekochten Brokkoli auf.

Nach der Keimzeit haben die Brokkoli-Sprossen folgende Inhaltstoffe entwickelt:
Den Sulforaphanvorläufer wie das Senfölglykosid Glucoraphan, welches unsere Zellen lieben. Es wird in einem hohen Maß in der Sprosse entwickelt. Ebenso Quercetin, ist ein Polyphenol, gehört zur Gruppe der Bioflavonoide. Bei beiden Inhaltsstoffen handelt es sich um sekundäre Pflanzenstoffe.

Die Brokkoli-Sprossen enthalten die bis zu 100-fache Menge an Sulforaphan als frisches Brokkoli-Gemüse und können die Ausbreitung und das Wachstum von Tumorzellen bremsen.

33.5 Kresse

2 Esslöffel in ein Glas (Siehe: So gehe ich beim Keimen von Sprossen vor)
Die Keimzeit beträgt ungefähr sechs bis acht Tage. Die fertigen Keimlinge gehören über einen Salat, oder einfach pur essen. Sobald Ihr die Keimlinge mit Dressing ertränkt, fallen sie in sich zusammen und verlieren ihre Knackigkeit.

Nach der Keimzeit haben die Kresse-Sprossen folgende Inhaltstoffe entwickelt:
Ätherische Senföle, ein besonders hoher Vitamin-C-Gehalt, reichlich Carotinoide, B-Vitamine, Kalium, Kalzium, Eisen und Phosphor.

Die Keimlinge stärken den Darm und das Immunsystem, hat eine reinigende Wirkung auf die Nieren und die Harnwege, stärkt die Leber und die Galle und wirkt als Antibiotika.

33.6 Rettich

2 Esslöffel in ein Glas (Siehe: So gehe ich beim Keimen von Sprossen vor)
Die Keimzeit beträgt ungefähr drei bis vier Tage (Keimling ist essbar) und nach sieben bis zehn Tagen entsteht dann das scharfe Grünkraut. Die fertigen Keimlinge gehören über einen Salat, oder einfach pur essen. Sobald Ihr die Keimlinge mit Dressing ertränkt, fallen sie in sich zusammen und verlieren ihre Knackigkeit.

Nach der Keimzeit haben die Rettich-Sprossen bzw. das Grünkraut folgende Inhaltstoffe entwickelt: Ätherische Öle, Bitterstoffe, sehr viel Vitamin C. Außerdem liefern sie reichlich Vitamin B1, B2, B3, sowie Kalium, Kalzium, Phosphor und Eisen. Bei der Entwicklung des Grünkrauts intensivieren sich viele Inhaltsstoffe.

Die Keimlinge und das Grünkraut können als natürliches Antibiotika wirken, außerdem wirken sie reinigend, keimtötend, stark harntreibend und entzündungshemmend.

33.7 Getreide

Ihr könnt von 2 Esslöffel Getreide Sprossen bzw. Keimlinge ziehen, oder nehmt gleich eine größere Menge Getreide. Jedes Getreide kann zum Keimen gebracht werden.
(Siehe: So gehe ich beim Keimen von Sprossen vor)

Grundvoraussetzung ist allerdings, dass das Getreide chemisch nicht vorbehandelt worden ist! Beim Keimen könnt Ihr sehr gut die Bio-Qualität des Getreides erkennen.

Ich nehme gerne Rotweizen, davon gleich 500 Gramm. Aus den fertigen Keimen mache ich mir gerne einen leckeren Salat z.B.: mit Frühlingszwiebeln.
Oder ich nutze das gekeimte Getreide und stelle damit mein Essener Brot her. (Dazu werde ich noch mal extra einen Blog-Beitrag schreiben).

Die Keimzeit beträgt ungefähr drei bis fünf Tage.

Nach der Keimzeit haben die Getreide-Sprossen folgende Inhaltstoffe entwickelt:
Einen hohen Gehalt an Vitamin B, reichlich Vitamin A, C, und E, sowie Kalzium, Kalium, Magnesium, Phosphor, Eisen und Zink.

- Dinkel-Sprossen: Kurbeln außerdem den Stoffwechsel an.
- Gersten-Sprossen: Haben einen süßen Geschmack.
- Hafer-Sprossen: Liefern auch noch Folsäure.
- Roggen-Sprossen: Liefern auch noch Rutin, welches die Gefäße unterstützt.
- Weizen-Sprossen: Der Gehalt an B-Vitaminen und Vitamin E steigt in der Keimzeit um das sechs- und achtfache des nicht gekeimten Weizens an.

33.8 Hülsenfrüchte

2 Esslöffel in ein Glas geben und Zwölf bis sechzehn Stunden einweichen lassen.
Dann spüle ich sie zweimal am Tag mit klarem Wasser. Über Nacht lasse ich dann die Hülsenfrüchte in einer Schüssel ruhen und keimen. Die Schüssel decke ich nur mit einem Küchentuch ab. Für den Keimprozess brauchen die Hülsenfrüchte Luft.
Die Keimzeit beträgt ungefähr vier bis acht Tage.

Es können Erbsen, Bohnen und Linsen zum Keimen gebracht werden, Grundvoraussetzung ist auch hier, dass die Hülsenfrüchte nicht chemisch vorbehandelt sind. Durch das Keimen werden die Hülsenfrüchte bekömmlicher.

Die fertigen Sprossen können dann zu Salat verarbeitet werden, oder in eine Gemüse- oder Fleischbouillon nach Ende des Kochvorganges, hinzugegeben werden. Die Sprossen können auch püriert werden zum Füllen von Tomaten oder Paprikaschoten, oder Ihr macht aus dem Sprossenpüree unter Zugabe von Gewürzen einen leckeren Brotaufstrich. Die Sprossen können auch im Wok mit anderem Gemüse kurz in heißem Kokosöl oder Ghee erhitzt werden.

Nach der Keimzeit haben die Hülsenfrüchte-Sprossen folgende Inhaltstoffe entwickelt:
Sie sind reich an Mineralien, Vitaminen, Carotinoide, komplettes hochwertiges Eiweiß (alle acht essentiellen [lebensnotwenigen] Aminosäuren) und anderen wertvollen sekundären Pflanzenstoffen.

Wenn Ihr Fragen habt, dann könnt Ihr Euch gerne mit mir per E-Mail in Verbindung setzen.
gesundheits_und_ernaehrungs_trainer@arcor.de

Diese Info findet Ihr auch auf meiner Homepage:
www.gesundheits-und-ernaehrungs-trainer.de

Ein schönes Wochenende und viele liebe Grüße sendet Euch Katrin

34 Kleine Kraftprotze – Nüsse – nicht nur zu Weihnachten

34.1 Allgemeines über die kleinen Kraftprotze:

Nüsse sind aus der Vollwertküche nicht weg zu denken. Dort werden Nüsse das ganze Jahr über verzehrt.
Die meisten Menschen bringen Nüsse mit Weihnachten in Verbindung, was sehr schade ist, da wir das ganze Jahr über Nüsse bekommen können und wir das ganze Jahr über die gesunden Inhaltsstoffe der Nüsse nutzen könnten.
Alle Nüsse enthalten viele Kohlenhydrate, Eiweiß und Fett. Das heißt, sie haben recht viele Kalorien.
Nüsse sollten beim Verzehr gut gekaut werden, da sie dann ihre wertvollen Inhaltsstoffe besonders gut freigeben und unser Körper diese dann besonders gut verarbeiten kann.

34.2 Tipps rund um die Nuss:

Nüsse können eingefroren werden, mit oder ohne Schale. Wenn sie mit Schale eingefroren werden, lassen sie sich leichter knacken.
Nüsse, die sehr trocken sind, bekommen einen frischen Geschmack, wenn Ihr die Nüsse ein paar Stunden in Milch einlegt.
Vorsicht bei ranzig schmeckenden Nüsse, diese sollten nicht verzehrt werden, da sie unserer Gesundheit nicht zuträglich sind.
Nüsse sollten dunkel und kühl (in einem Schraubglas) aufbewahrt werden.

Fertige Nussmischungen aus dem Geschäft sollten mit Vorsicht genossen werden, da die industriell hegestellten Mischungen oft chemisch behandelt werden. Schaut Euch bitte genau die Inhaltsstoffe auf den Verpackungen an!

Durch das Einweichen von Nüssen in Wasser, könnt Ihr Nüsse beleben. Bei diesem Vorgehen wandelt sich Eiweiß in viele Aminosäuren. Die Vitamine B, E, und A entwickeln sich massenhaft. Selbst die Mineralien werden zum Leben erweckt. Unsere Knochen, Muskeln und unsere Nerven profitieren nach dem Verzehr von den eingeweichten Nüssen.

Ihr könnt aus den eingeweichten Nüssen auch super Nuss Mus herstellen, dann wisst Ihr was drin ist und braucht es nicht teuer kaufen. Ihr könnt die Schalen um die Nüsse herum (nicht die harten, sondern die weichen Nusshäutchen) gut mit in einem Nuss Mus verarbeiten, dadurch bekommt Ihr zusätzliche Ballaststoffe in Eurer Nuss Mus.

Nüsse in Verbindung mit Früchten verzehrt, gehen eine besonders hochwertige Verbindung ein, das heißt, dass unser Körper die Inhaltsstoffe sehr gut aufnehmen und verwerten kann.

Einige Nußarten stelle ich Euch hier vor:

34.3 Die Cashewnuß

Steigert die Vitalität und die Energie
Die Cashewnuß enthält viel Protein und Eiweiß, reichlich Kalium, Magnesium, Kalzium, Eisen, Phosphor, Beta-Carotin, fast alle B-Vitamine und die bioaktive Phenolsäure.

34.4 Die Erdnuß

Steigert die Vitalität, Energie und fördert die Verdauung
Die Erdnuß enthält alle B-Vitamine, außer B12, Kalium, Magnesium, Kalzium, Kupfer, Zink, Mangan, Phosphor, essentielle Aminosäuren, Tryptophan und Ballaststoffe.

34.5 Die Haselnuß

Starke Nervennahrung
Die Haselnüsse enthalten Ballaststoffe, Phosphor, Magnesium, Kalium, Eisen, Schwefel, Kalzium, reichlich Vitamin E, Vitamin B3 und B6, Vitamin C und Folsäure.

34.6 Die Kokosnuß

Fördert die Gesundheit der Haut, Haare und des Magens
Die Kokosnuß enthält kleine Mengen Vitamin E und Vitamin B, Magnesium, Eisen, Natrium, Selen und Ballaststoffe.
Da das Öl der Kokosnuß reich an hochgesättigten Fettsäuren ist, ist es nicht geeignet für Menschen mit einem hohen Cholesterinspiegel!

34.7 Die Mandel

Die Mandel enthält mehrfach ungesättigte Fettsäuren, über die sich unser Herz freut! Außerdem enthält die Mandel Ballaststoffe, viele Carotine, Vitamin B-Mischung, Vitamin C, Kalium, Kalzium, Magnesium, Eisen, Phosphor, Schwefel und Enzyme mit Hormoncharakter.

34.8 Die Paranuß

Nährwerte wie ein Hühnerei
Die Paranuß enthält wertvolle ungesättigte Fettsäuren, hochwertiges Eiweiß, Kalium, Kalzium, Magnesium, Phosphor, Eisen, Natrium, reichlich Vitamin A, B1, B3, B6, C, E und Folsäure.

34.9 Die Pinienkerne

Die Nuss für die Regeneration nach Operationen und Krankheit
Die Pinienkerne enthalten das meiste Vitamin B1 von allen Nüssen, sie können den Stoffwechsel und das gesamte Nervensystem sowie die Blutbildung anregen und dadurch eine Genesung beschleunigen.

34.10 Die Pistazie

Ist der Samen einer Steinfrucht und kommt aus dem Mittelmeerraum
Die Pistazie enthält besonders viel Eisen, Kalium, Phosphor und Magnesium. Außerdem enthält sie Vitamin A und viele ungesättigte Fettsäuren.

34.11 Die Walnuß

Früchte vom großen schönen Baum
Die Walnuss ist reich an Zink, Kalium, Magnesium, Phosphor, Schwefel, Eisen, Vitamin A, B1, B2, B3, C, E und Pantothensäure. Außerdem enthält die Walnuß reichlich die herzgesunden Omega-4-Fettsäuren.

Wenn Ihr Fragen habt, dann könnt Ihr Euch gerne mit mir per E-Mail in Verbindung setzen.
gesundheits_und_ernaehrungs_trainer@arcor.de

Diese Info findet Ihr auch auf meiner Homepage:
www.gesundheits-und-ernaehrungs-trainer.de

Ein schönes Wochenende und viele liebe Grüße sendet Euch Katrin

35 Ein schönes Weihnachtsfest und einen gesunden Rutsch ins Jahr 2016!

Das wünsche ich Euch allen, die mich durch den Besuch auf meinem Blog und meiner Homepage unterstützen!

Im neuen Jahr werde ich mir wieder schöne Themen für Euch überlegen.

Oder, wenn Euch ein Thema bezüglich Gesundheit und Ernährung interessiert, dann lasst es mich bitte wissen!

Ich verabschiede mich bei Euch fürs "alte" Jahr 2015. Es war wie immer ein sehr interessantes Jahr für mich, da geht es Euch hoffentlich ebenso!

Bis 2016 in alter Frische. Ganz liebe Grüße, lasst es Euch gut gehen, bleibt gesund und schaut Euch doch auf meinem Blog und auf meiner Homepage in aller Ruhe um, es gibt viel zu entdecken!

Über ein Feedback oder Kommentar würde ich mich sehr freuen!

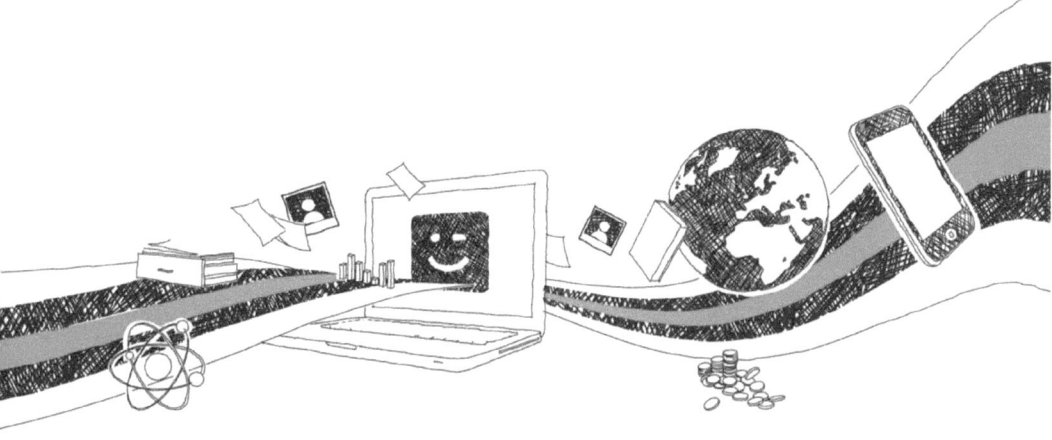
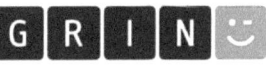